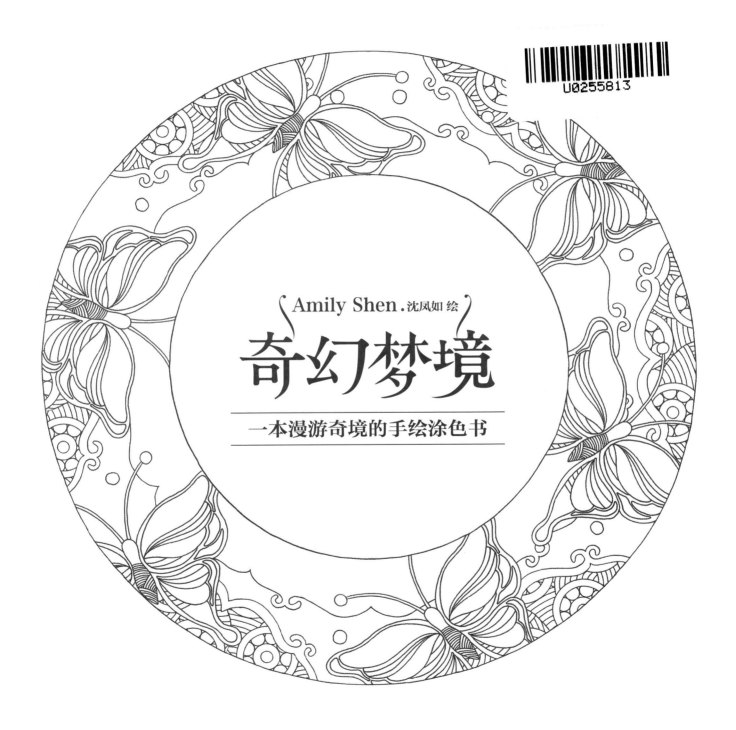

Amily Shen . 沈凤如 绘

奇幻梦境

一本漫游奇境的手绘涂色书

北京联合出版公司
Beijing United Publishing Co.,Ltd.

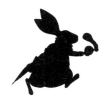

图书在版编目（CIP）数据

奇幻梦境 / 沈凤如绘. — 北京：北京联合出版公司, 2015.7（2022.2重印）

ISBN 978-7-5502-2826-9

Ⅰ. ①奇… Ⅱ. ①沈… Ⅲ. ①色彩－应用－精神疗法 Ⅳ. ①R749.055

中国版本图书馆CIP数据核字(2015)第144303号

北京版权局著作权合同登记 图字：01-2015-4073号

奇幻梦境

绘　　者　沈凤如（Amily Shen）
责任编辑　夏应鹏
项目策划　紫图图书 ZITO®
监　　制　黄利　万夏
营销支持　曹莉丽
装帧设计　紫图装帧

北京联合出版公司出版

（北京市西城区德外大街 83 号楼 9 层　100088）

艺堂印刷（天津）有限公司印刷　新华书店经销

字数 10 千字　787 毫米 ×1092 毫米　1/12　8 印张

2015 年 7 月第 1 版　2022 年 2 月第 7 次印刷

ISBN 978-7-5502-2826-9

定价：49.90 元

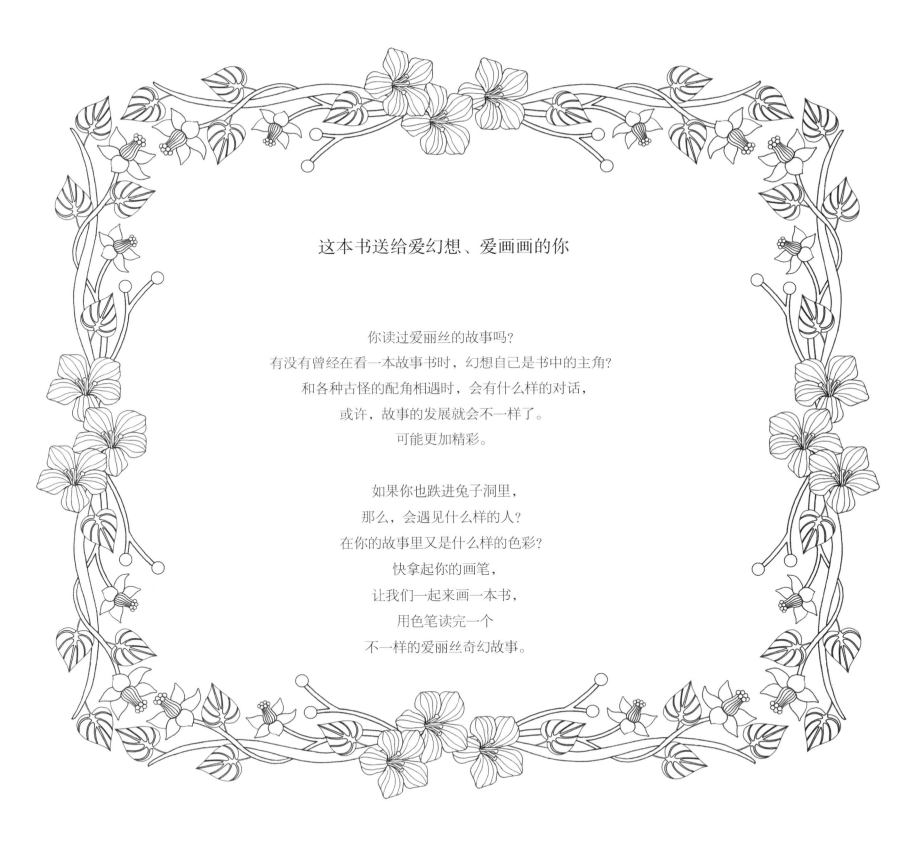

这本书送给爱幻想、爱画画的你

你读过爱丽丝的故事吗?

有没有曾经在看一本故事书时，幻想自己是书中的主角?

和各种古怪的配角相遇时，会有什么样的对话，

或许，故事的发展就会不一样了。

可能更加精彩。

如果你也跌进兔子洞里，

那么，会遇见什么样的人?

在你的故事里又是什么样的色彩?

快拿起你的画笔，

让我们一起来画一本书，

用色笔读完一个

不一样的爱丽丝奇幻故事。

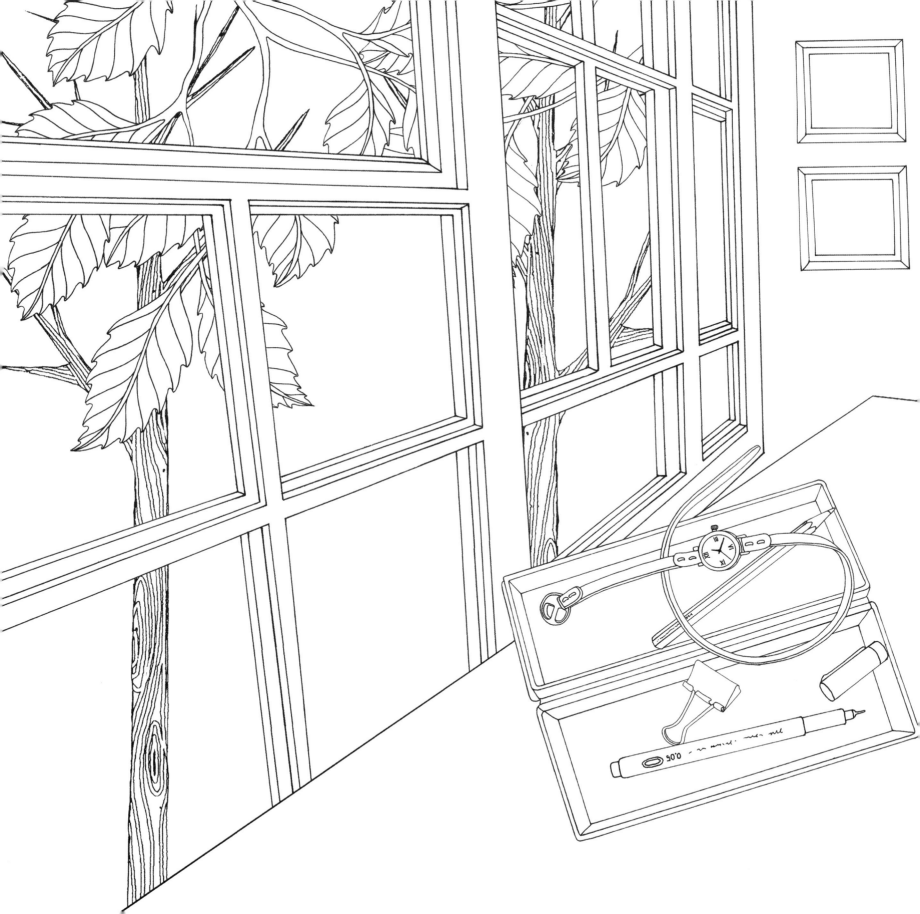

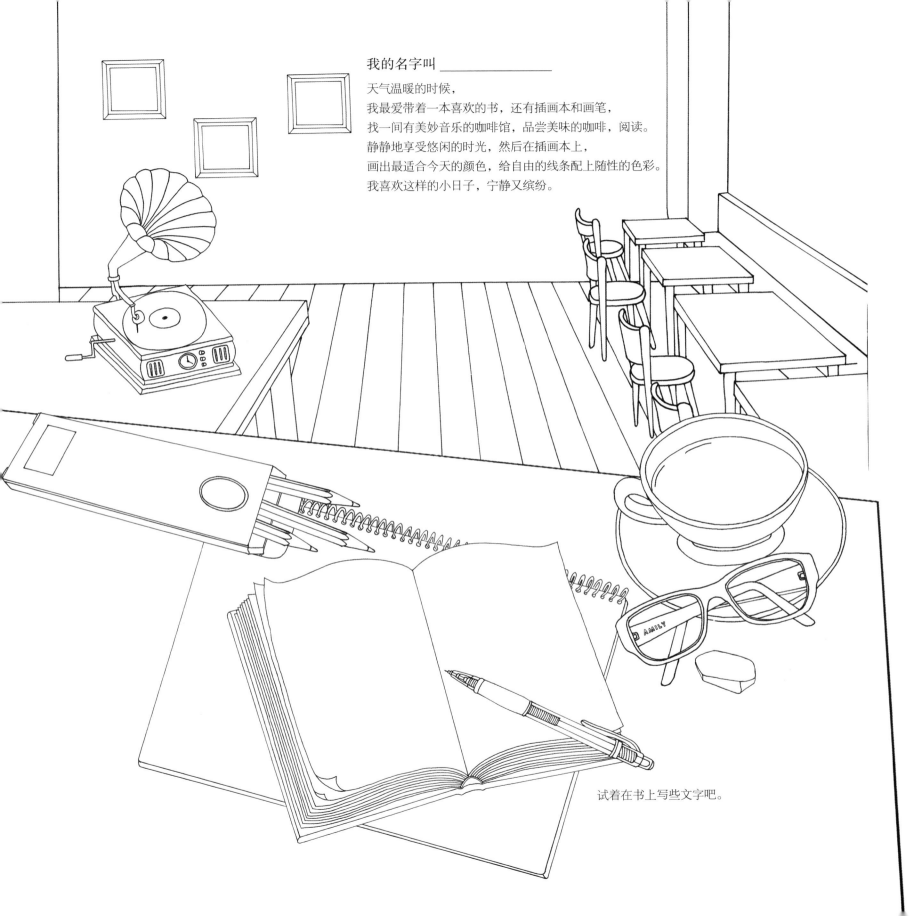

我的名字叫 _____

天气温暖的时候，

我最爱带着一本喜欢的书，还有插画本和画笔，

找一间有美妙音乐的咖啡馆，品尝美味的咖啡，阅读。

静静地享受悠闲的时光，然后在插画本上，

画出最适合今天的颜色，给自由的线条配上随性的色彩。

我喜欢这样的小日子，宁静又缤纷。

试着在书上写些文字吧。

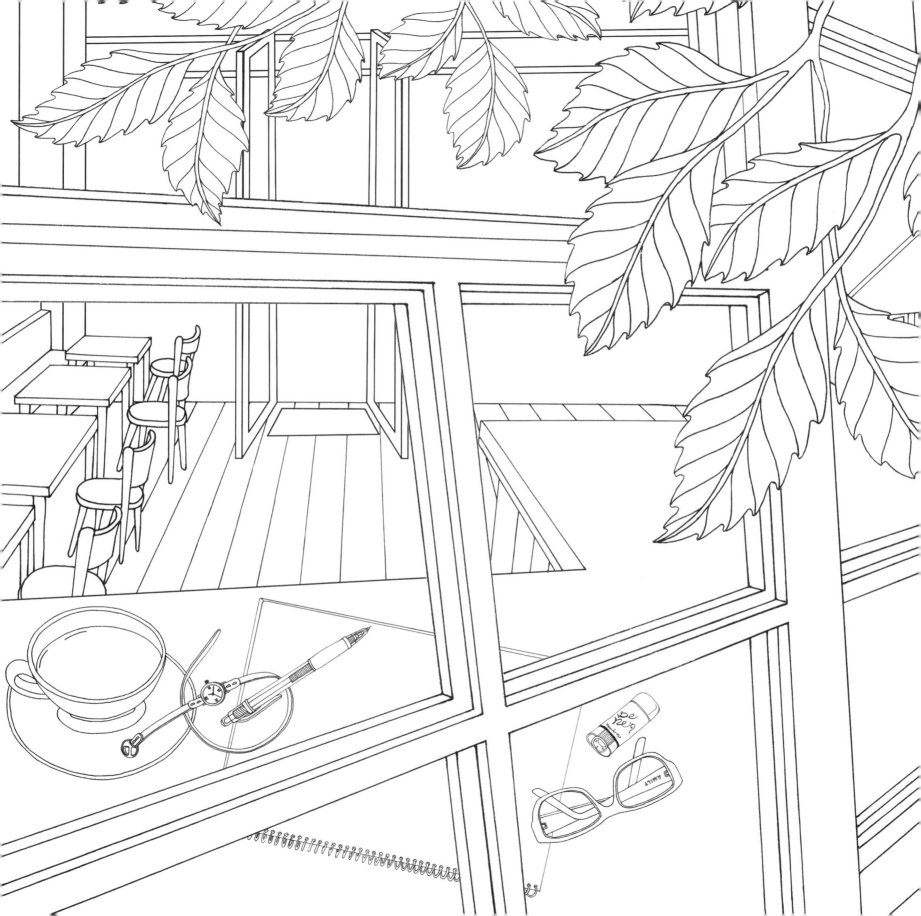

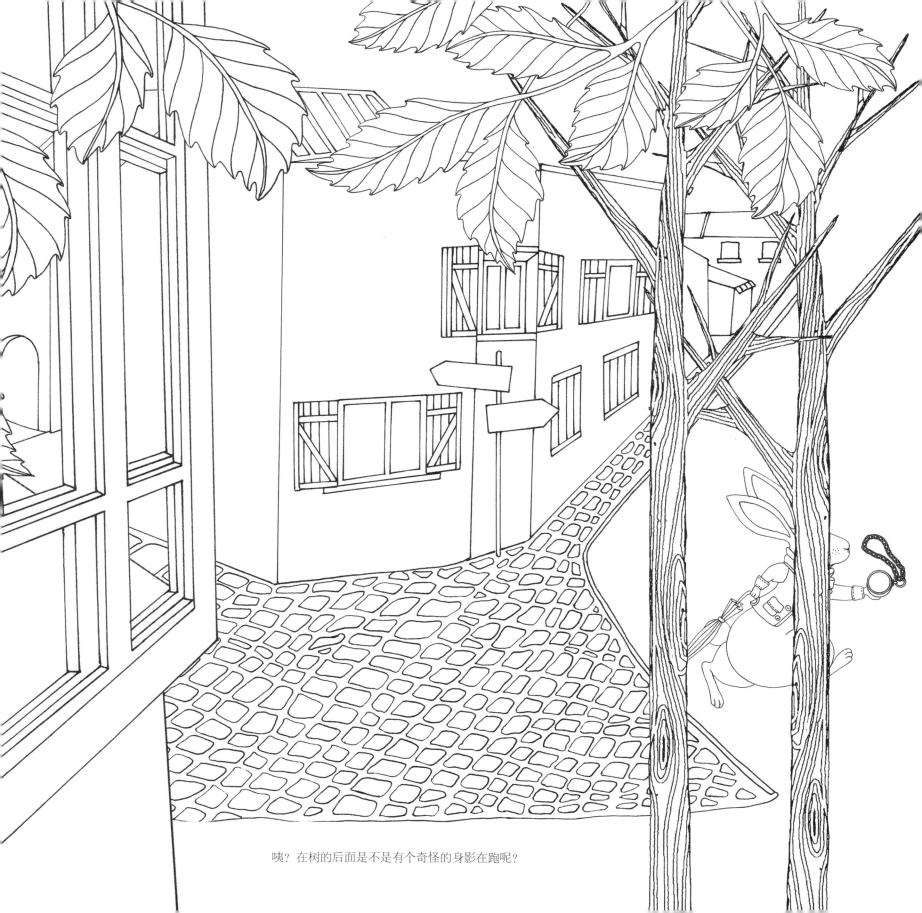

咦？在树的后面是不是有个奇怪的身影在跑呢？

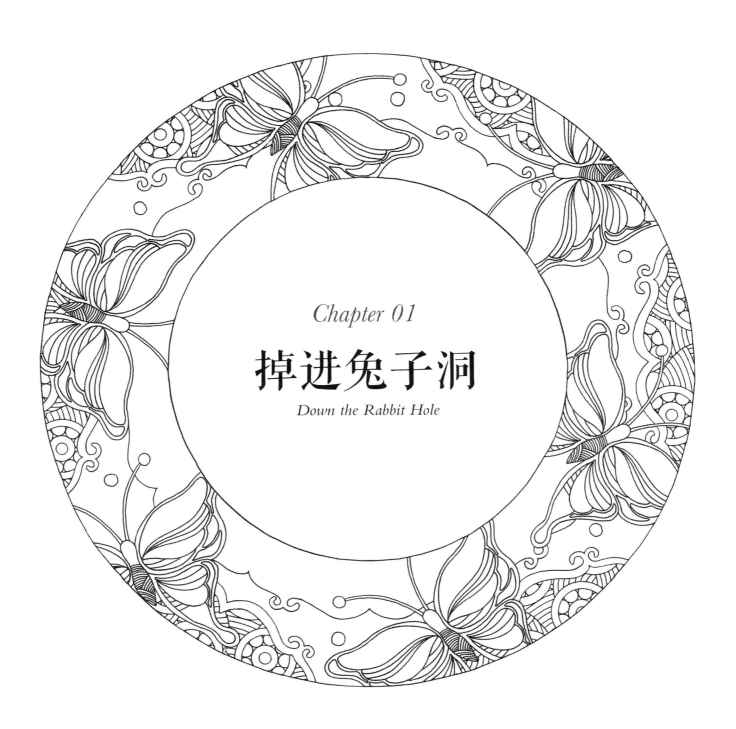

Chapter 01

掉进兔子洞

Down the Rabbit Hole

咦？！怎么看到一只奔跑的兔子？他穿着笔挺的绅士服，手里拿着怀表，神情慌张，
口中念念有词，好像要去参加什么聚会似的。
他遁入花丛中，跳进了一个神奇的小门，不见踪影。

我急忙地跟着跳进这扇小门，下坠时，身旁有不知名的花朵在旋转着。
我看到一只花兔子，头上长满了各式各样的花儿，鸟儿跟星星都在闪耀着光芒。

最后，我跌落在一个小房间里，
转头一看，兔子已不知跑到哪里去了。
房间有一扇小门，外头是个漂亮的花园，但我要怎么出去呢？
桌上的药水或许能帮助我，于是，我喝了一口。
结果，我变得好小好小，拿不到摆在桌上能开门的钥匙。

真糟糕！我是不是该吃下这块看似能变大的蛋糕呢？

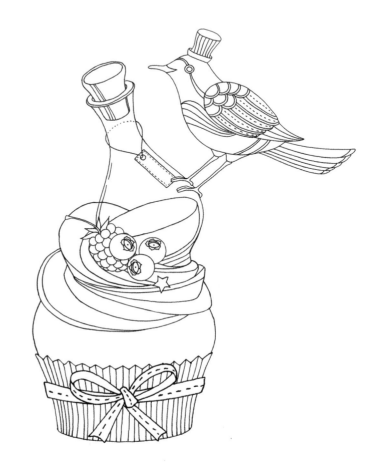

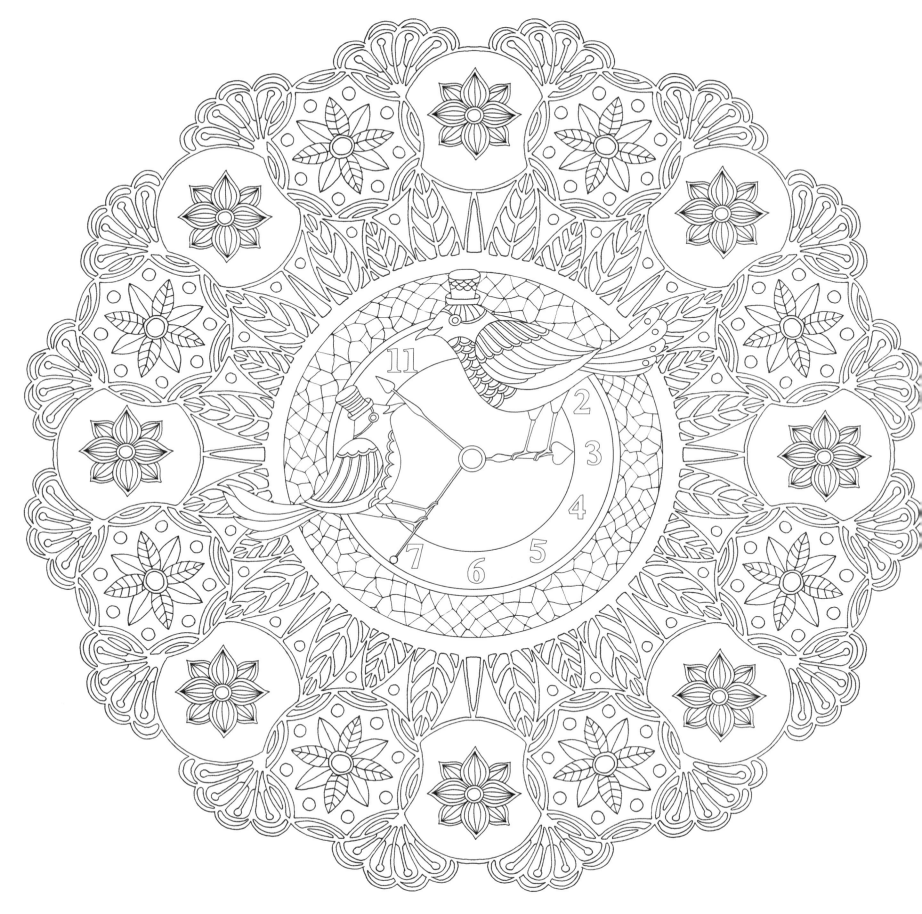

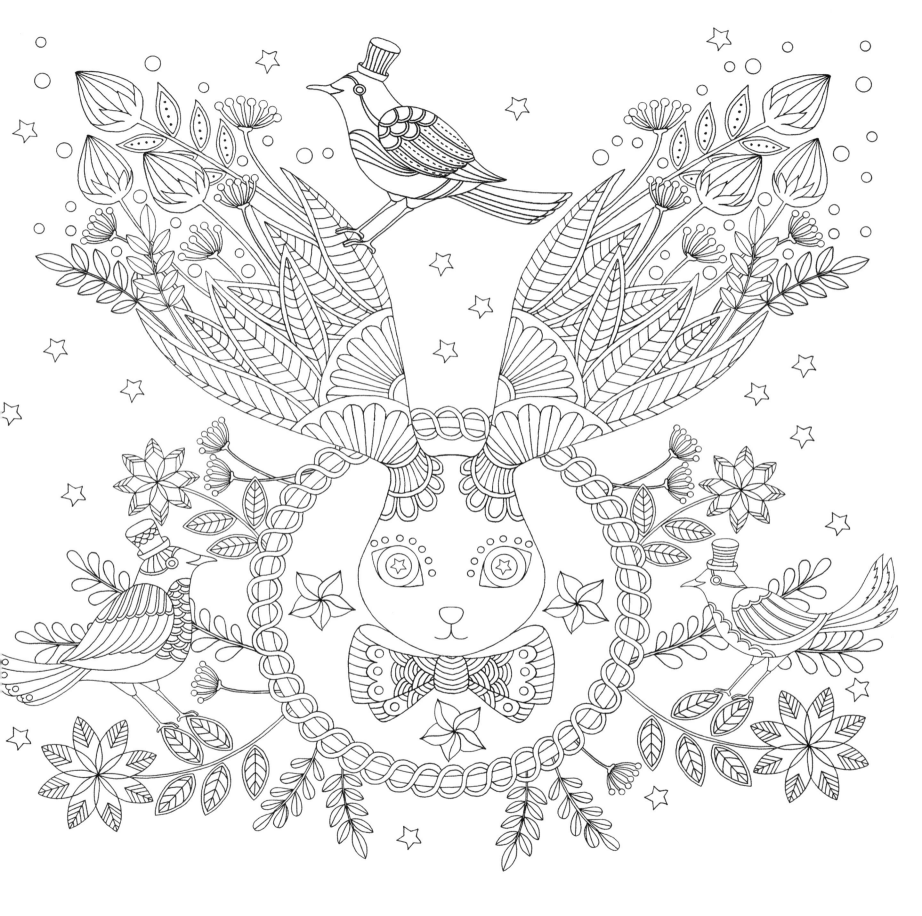

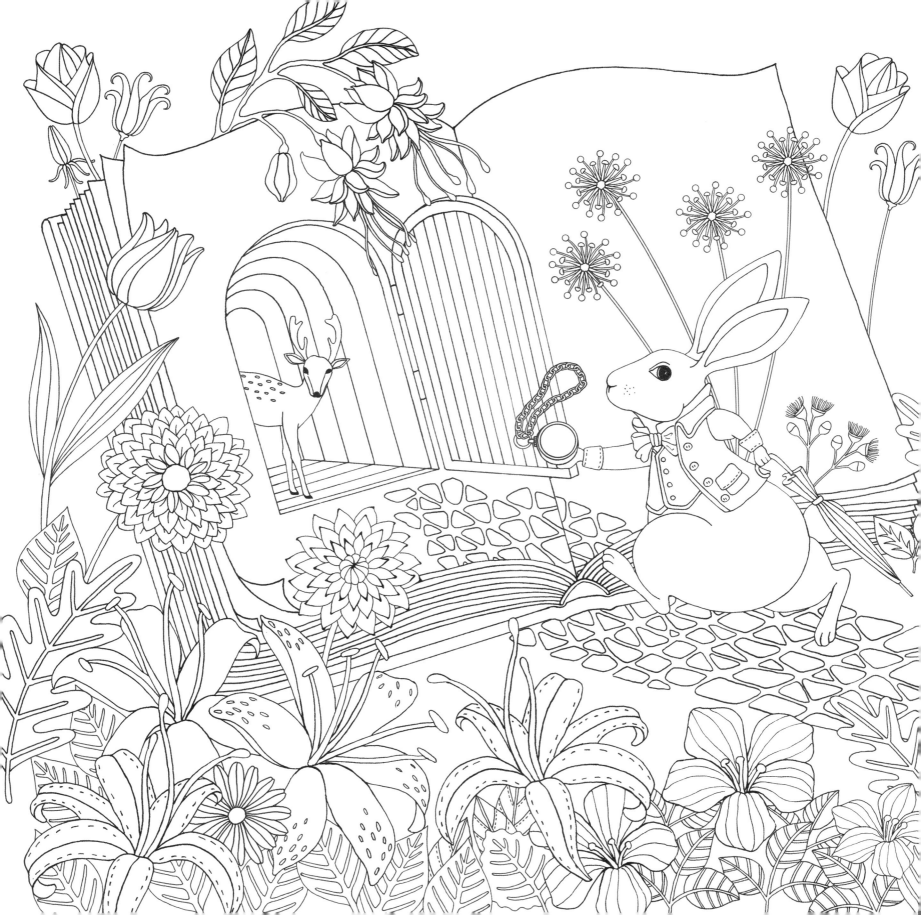

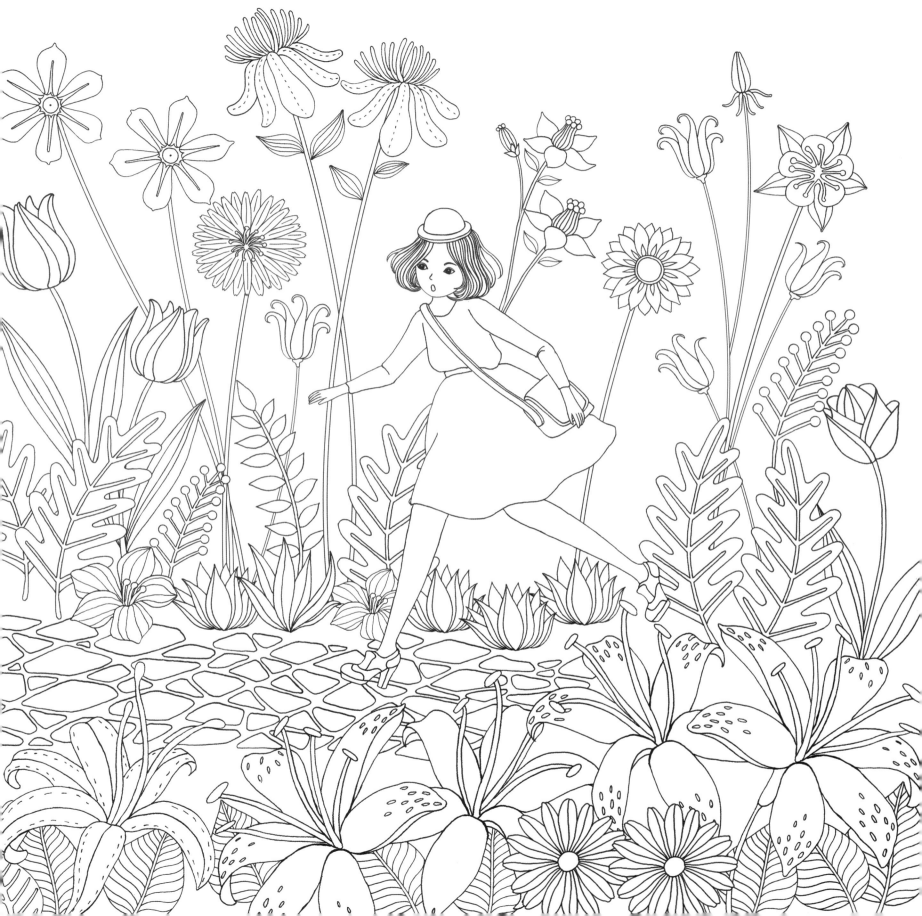

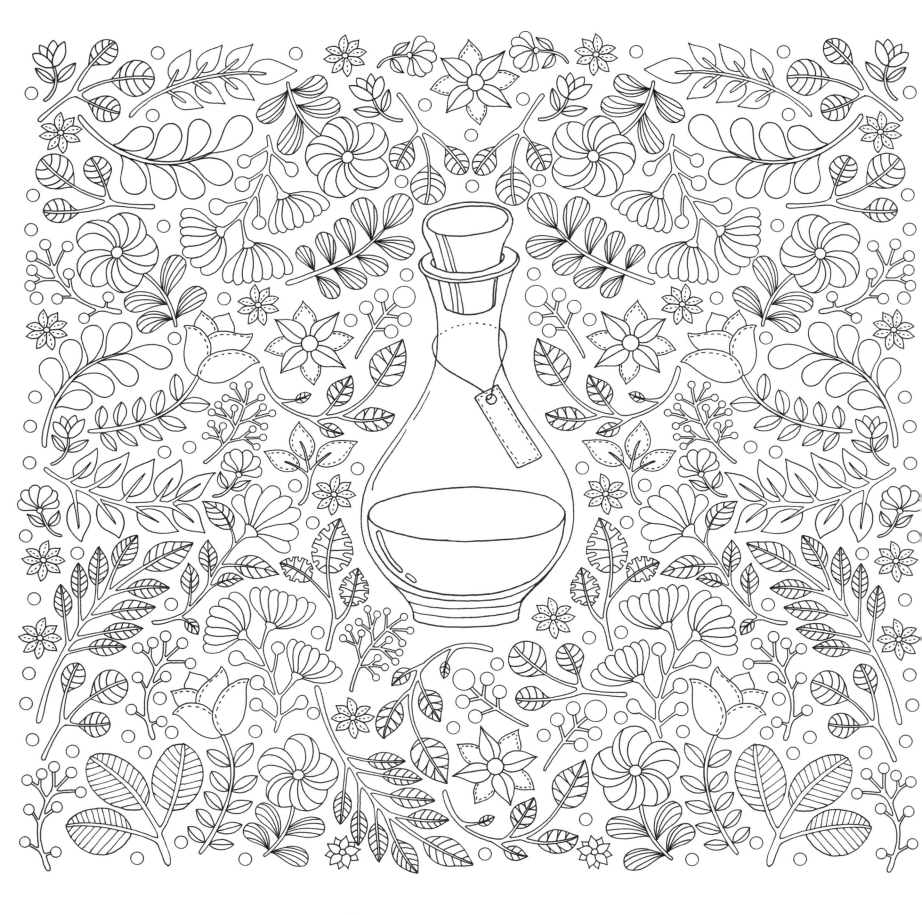

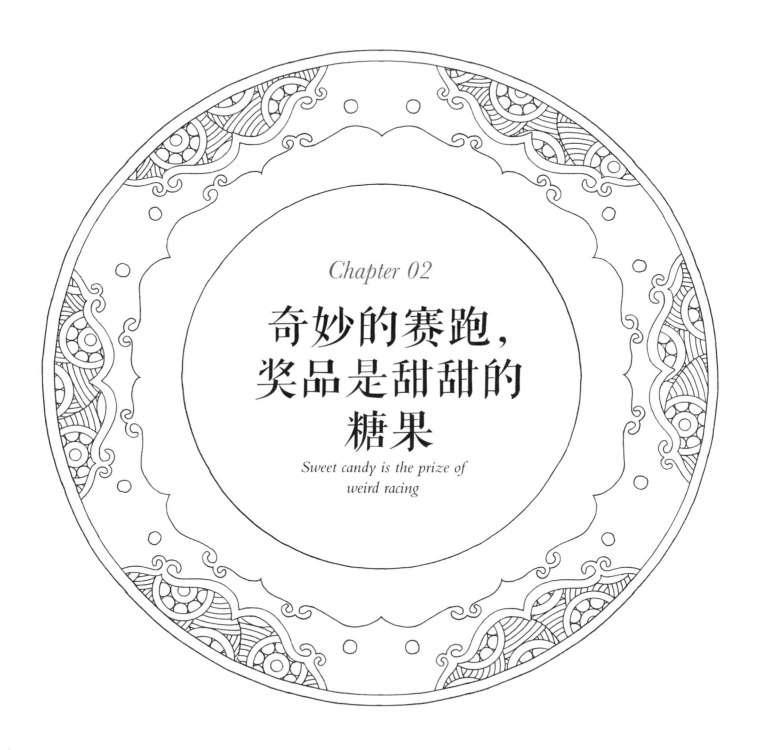

Chapter 02

奇妙的赛跑，奖品是甜甜的糖果

Sweet candy is the prize of weird racing

吃了放大蛋糕的我，变得好大好大，怎么办？头已经顶到天花板了！
我忍不住大哭了起来，就像打开了水龙头，眼泪哗啦啦地流了下来。
我看到漂浮在水中的缩小药水瓶，还剩一点点，赶紧喝下吧。

哎呀，变小的我在水中漫游，真不该流这么多的眼泪啊。
游着游着，身旁游来了一只老鼠，还有许多奇怪的鸟类，
他们要往哪里去？

上岸后，大家都湿透了，不知道是谁提议的——
"我们来赛跑吧，甩掉身上的水滴！"

大家开始奋力地绕着圈圈跑着，跑了好久好久，最后谁赢了呢？
不知道！大家都赢了吧！
渡渡鸟跟我要奖品，还好包包里有糖果盒，刚好一人分一颗。
吃完糖果，大家就开心地离开。
真是一场莫名其妙的比赛啊。

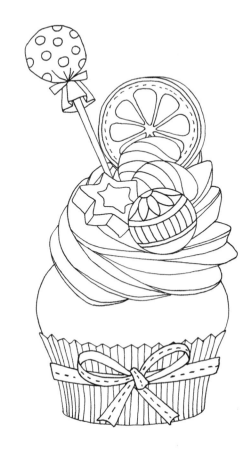

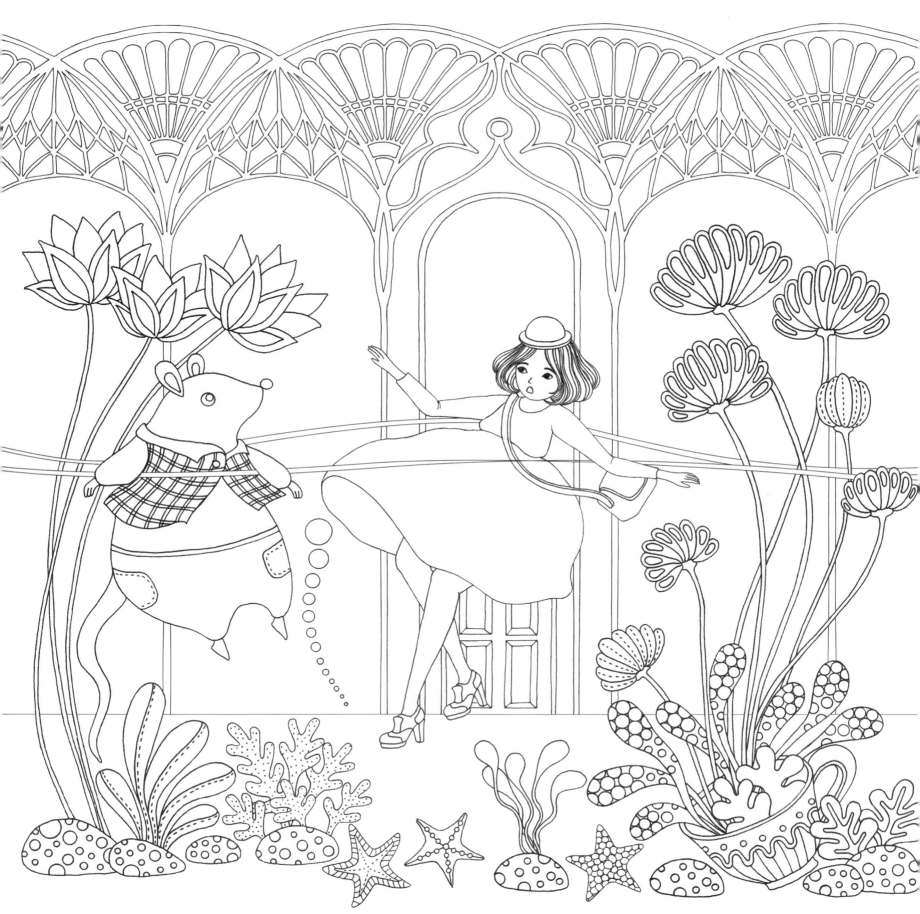

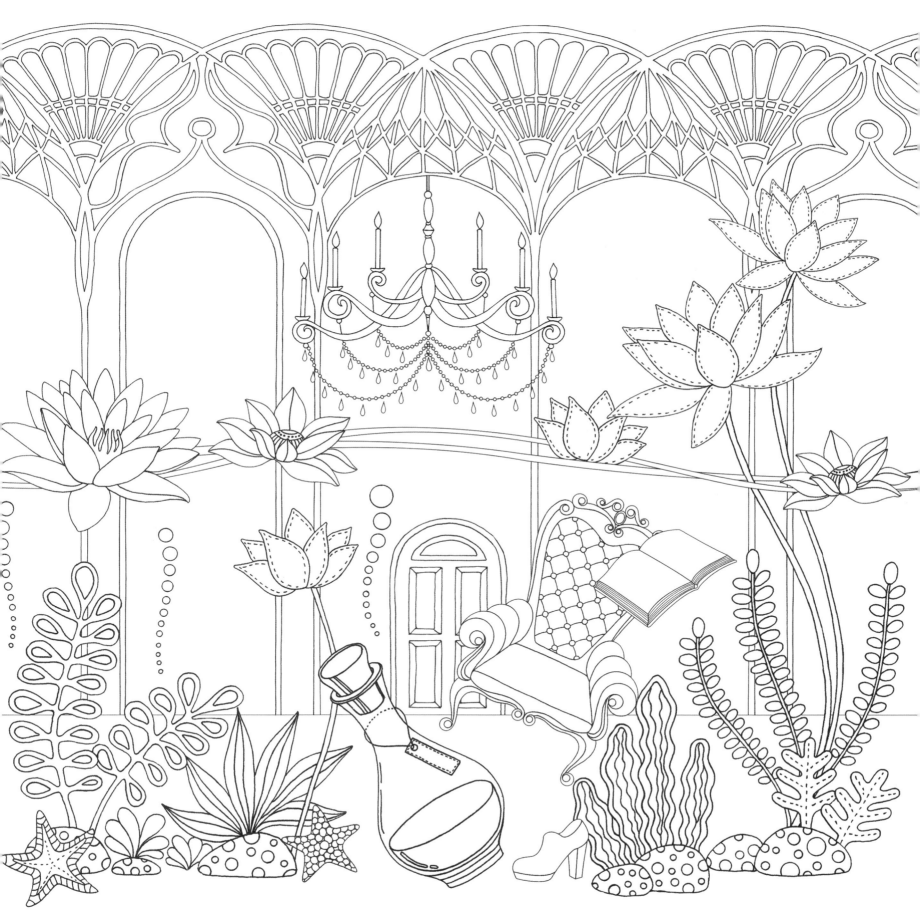

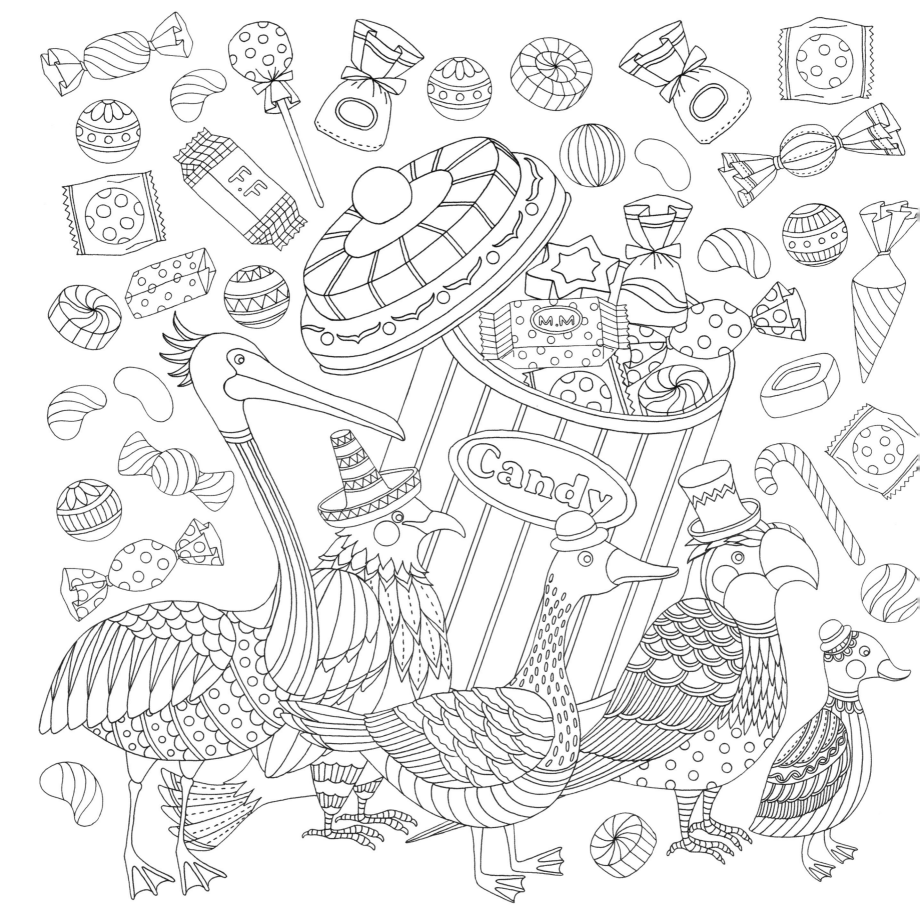

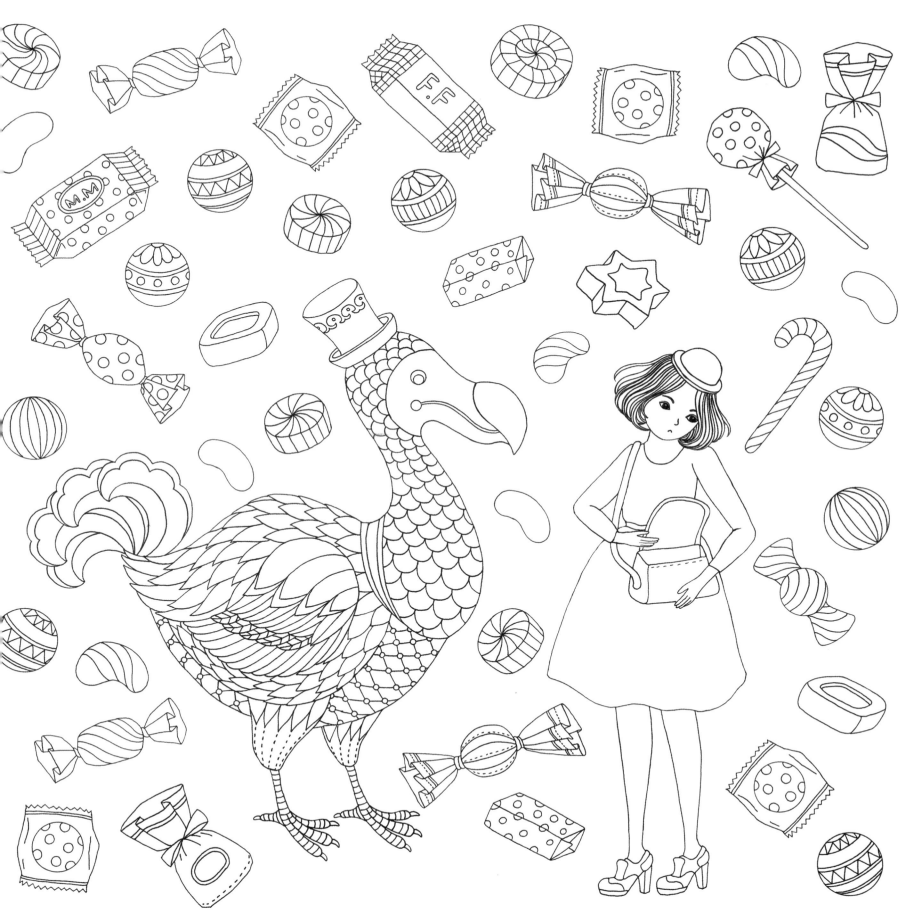

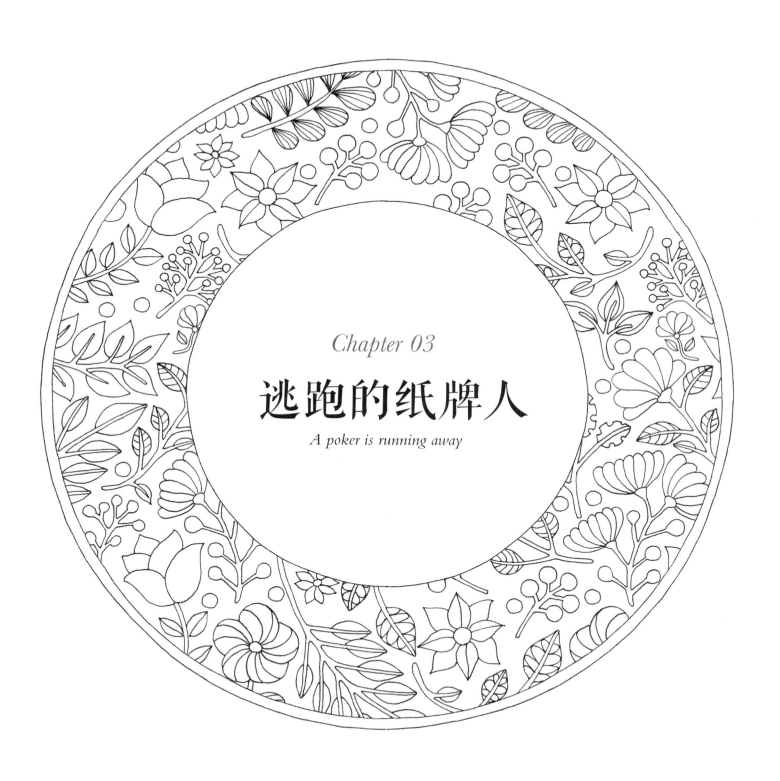

Chapter 03

逃跑的纸牌人

A poker is running away

我走进一座城市，城里住着好多的纸牌人。
在一个很熟悉的转角，我遇见了奔跑的纸牌人，
他神情慌张，不知道是在躲避谁的追赶。
他看到我，便用手中的纸卷来交换我的包包，
我答应了，因为我好想知道纸卷里写些什么呀！

纸牌人背着我的包包继续逃跑，很高兴他没发现包包还有点湿。

我以为没人发现这场交易，
但，对面的咖啡馆里，好像有谁看见了什么？

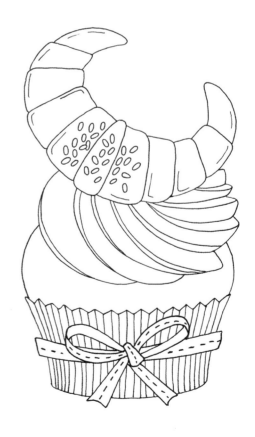

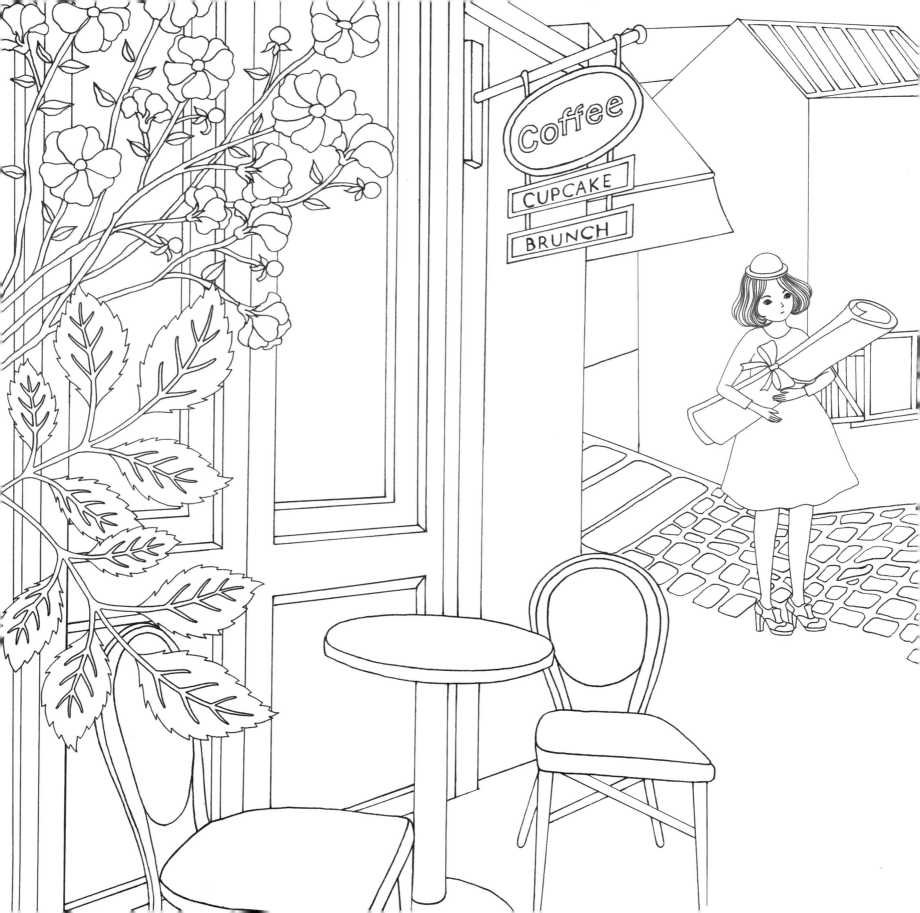

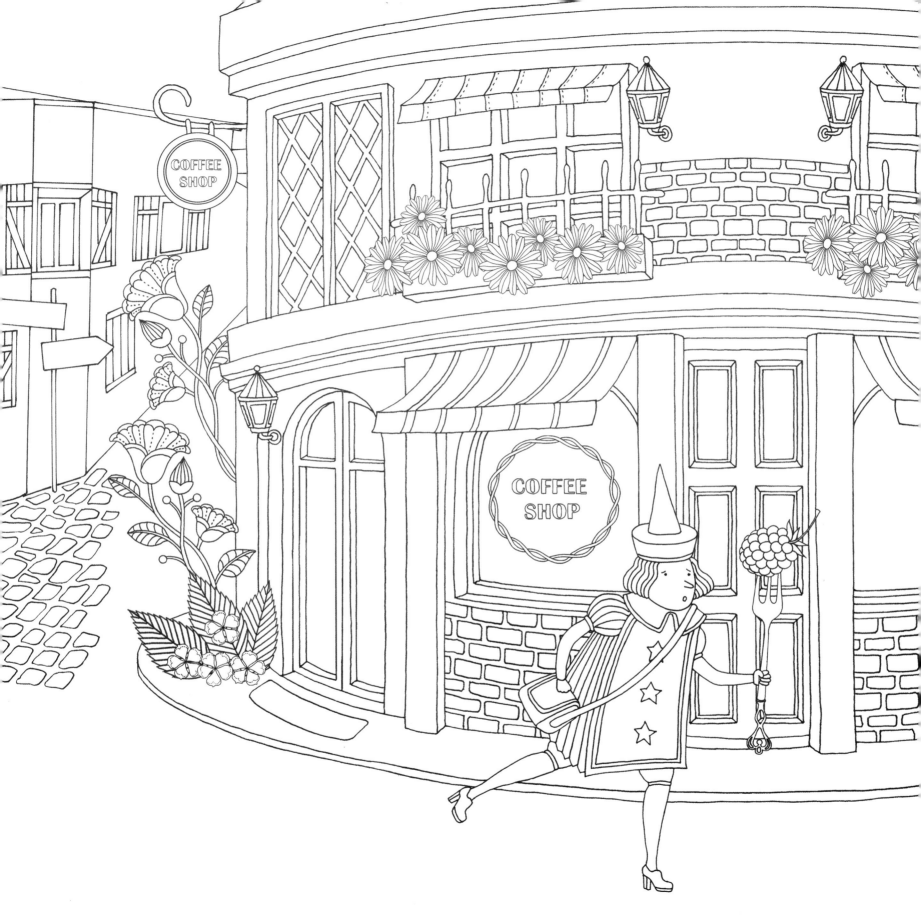

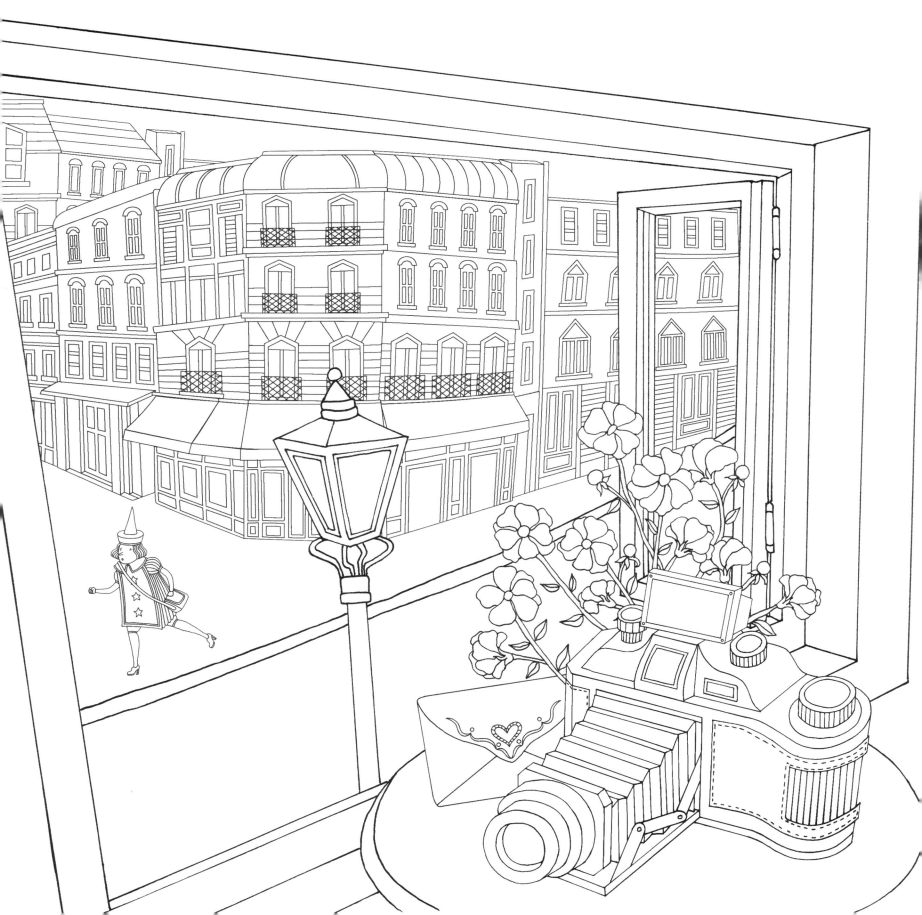

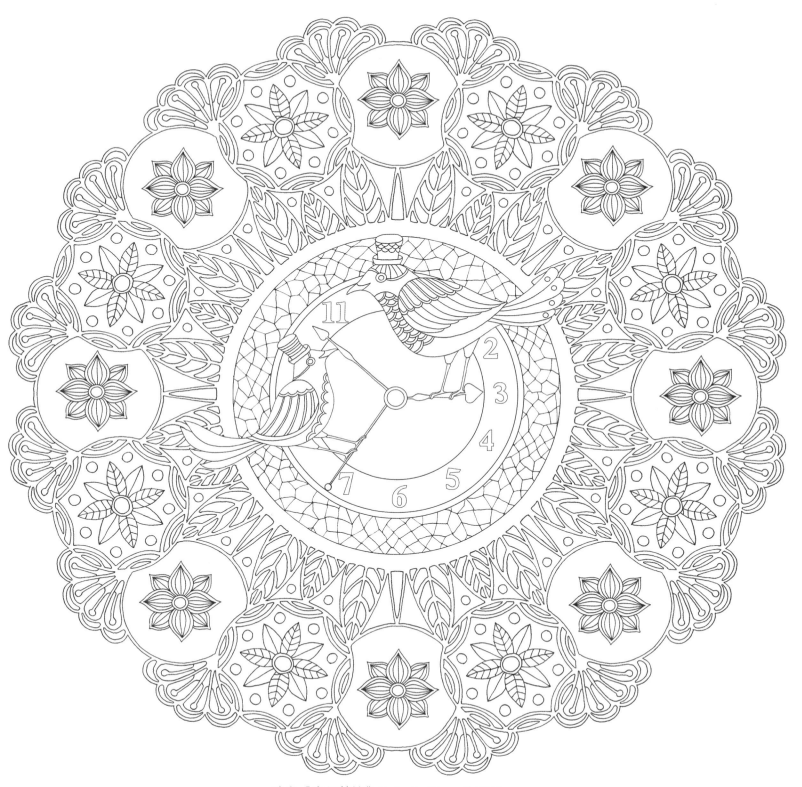

选自《奇幻梦境》© Amily Shen 沈凤如

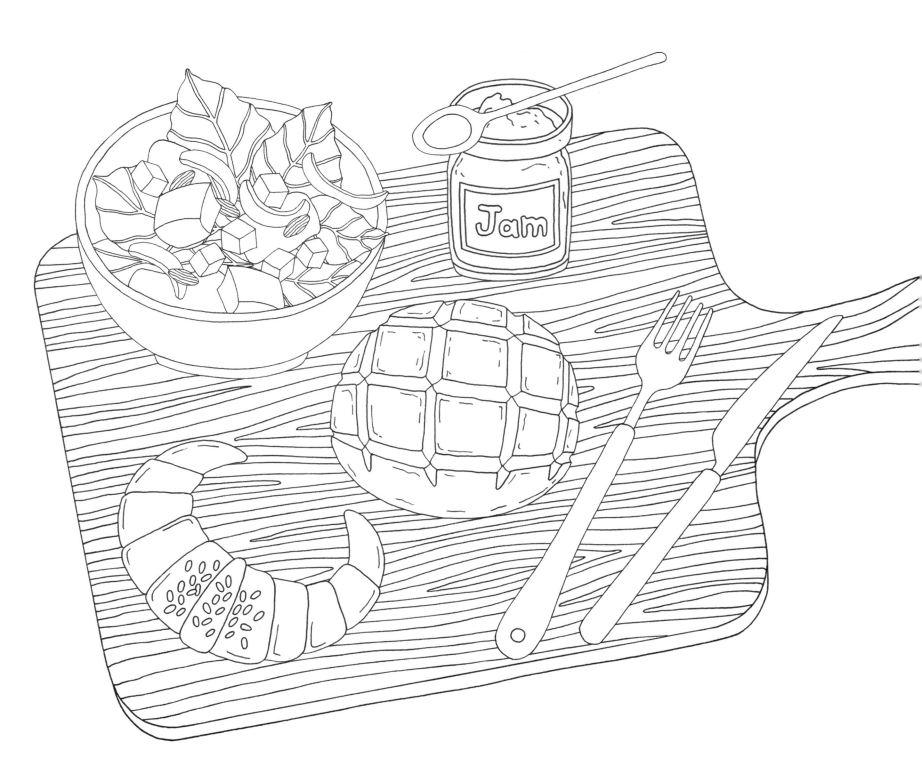

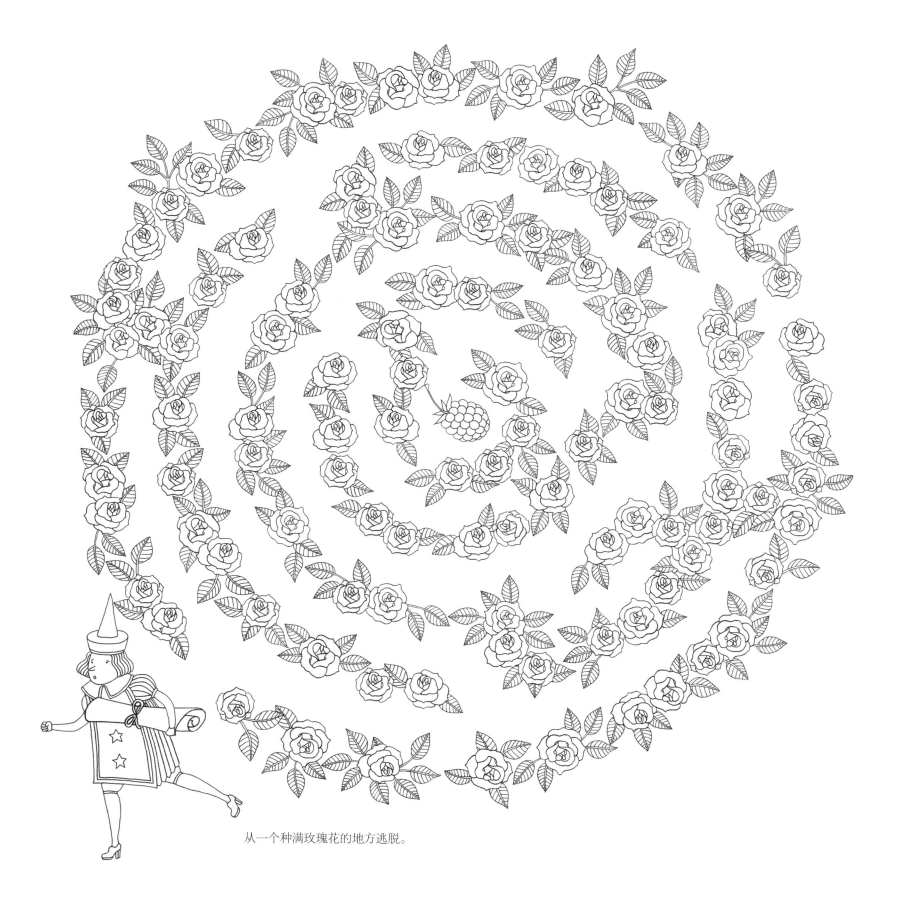

从一个种满玫瑰花的地方逃脱。

纸牌人的纸卷

逃跑纸牌人的纸卷里有五道题目，希望能帮他答对题目，完成任务就能成功脱逃了！

A: 白兔有两把扇子 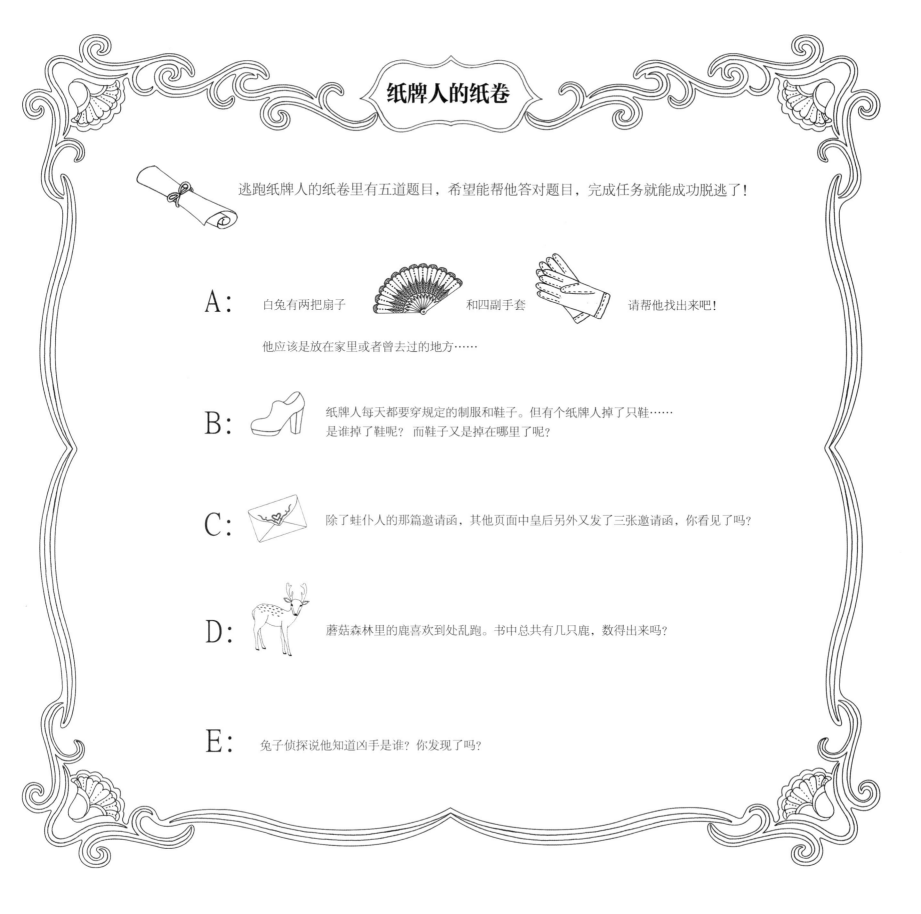 和四副手套 请帮他找出来吧！

他应该是放在家里或者曾去过的地方……

B: 纸牌人每天都要穿规定的制服和鞋子。但有个纸牌人掉了只鞋……
是谁掉了鞋呢？ 而鞋子又是掉在哪里了呢？

C: 除了蛙仆人的那篇邀请函，其他页面中皇后另外又发了三张邀请函，你看见了吗？

D: 蘑菇森林里的鹿喜欢到处乱跑。书中总共有几只鹿，数得出来吗？

E: 兔子侦探说他知道凶手是谁？你发现了吗？

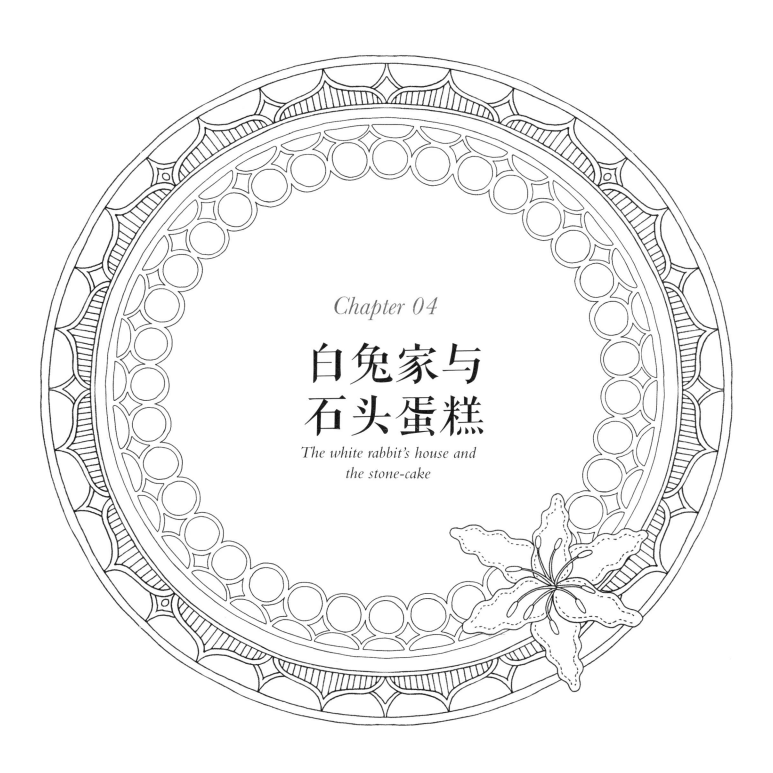

Chapter 04

白兔家与
石头蛋糕

*The white rabbit's house and
the stone-cake*

我走出城市来到了一栋被植物围绕的白兔的家。

白兔先生的房子好整洁呀！有壁炉和漂亮的椅子，
小圆桌上还放了一个小瓶子，喝下去是不是又会发生什么有趣的事呢？
我忍不住喝了一口，哎呀！身体又变大了。
我弯着身体躺了下来，头顶到了天花板，真是糟糕！

兔子先生看到巨大的我，吓得大声呼叫，
朝着屋内的我丢石头，想要把我赶出去。
硬硬的石头打在脸上，我本来以为会很痛，
没想到它们却变成软绵绵的美味小蛋糕。
我马上吃了下去，身体果然变得好小好小，好小好小。

我冲出门，在兔子先生追上我之前，逃进了森林里……

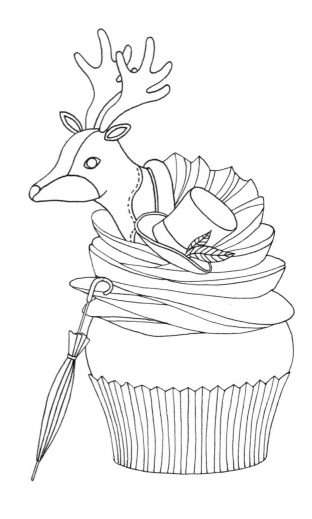

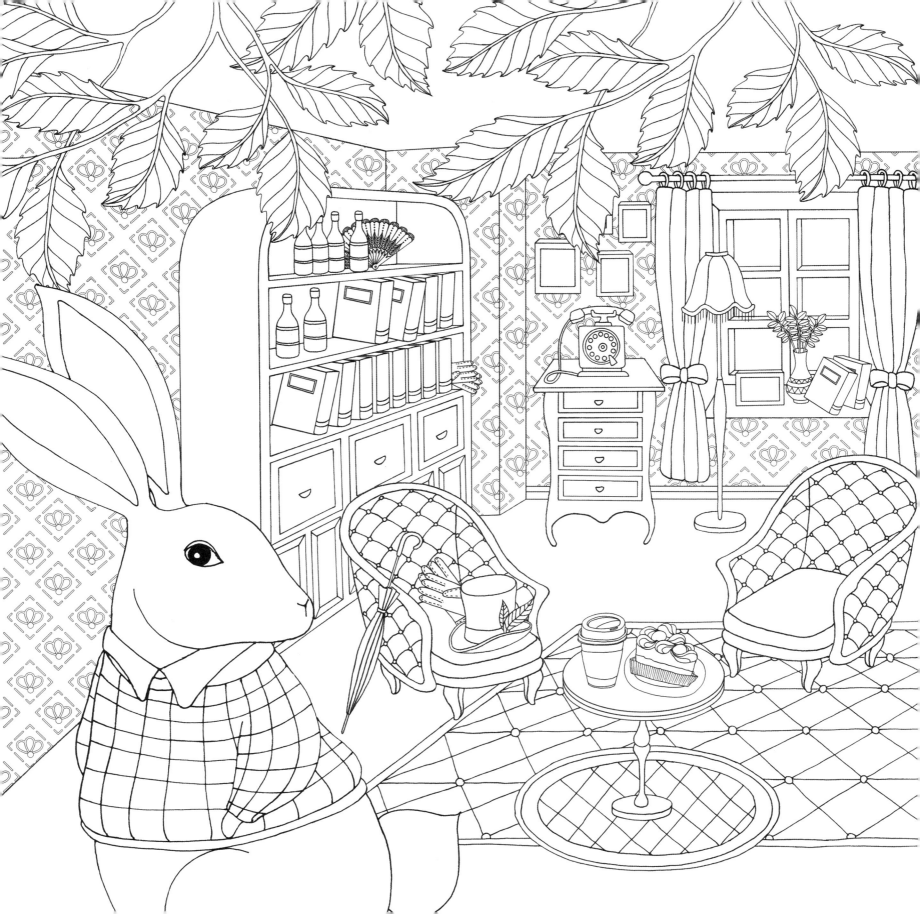

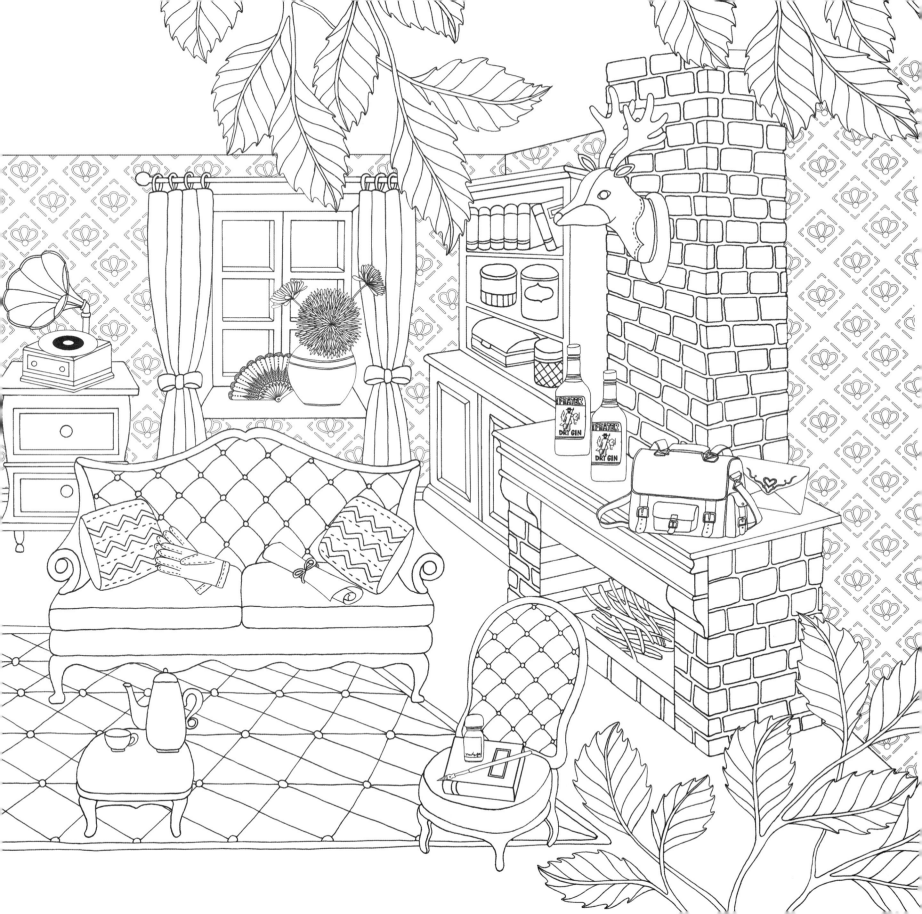

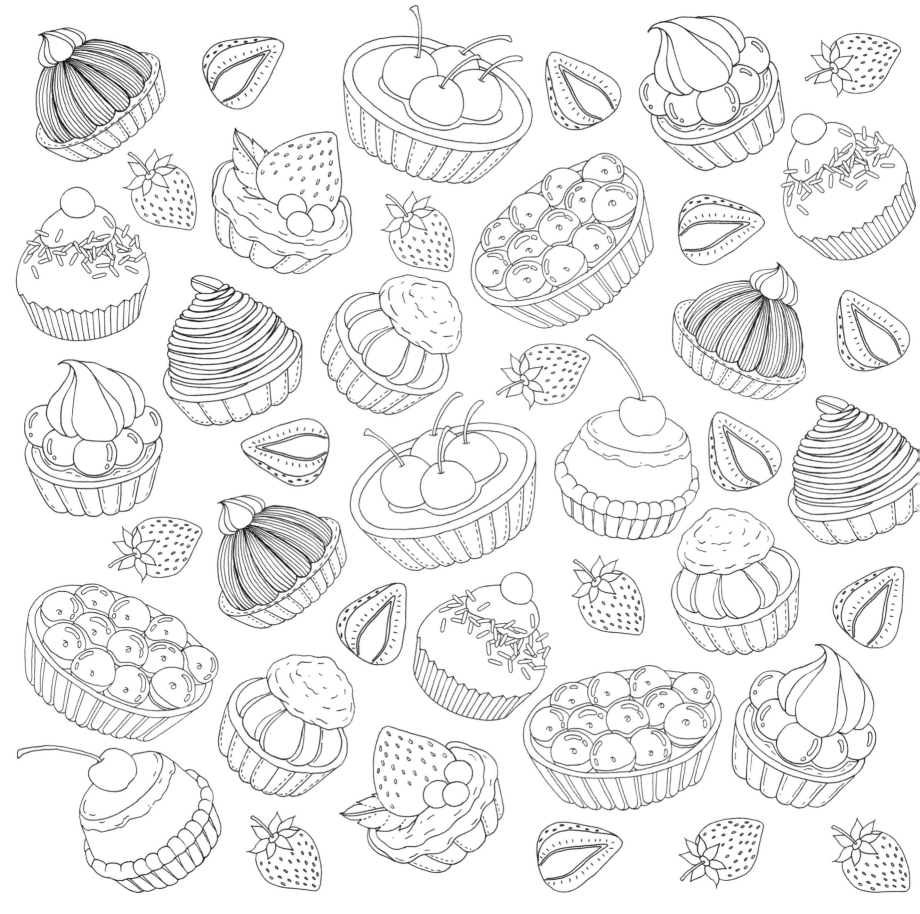

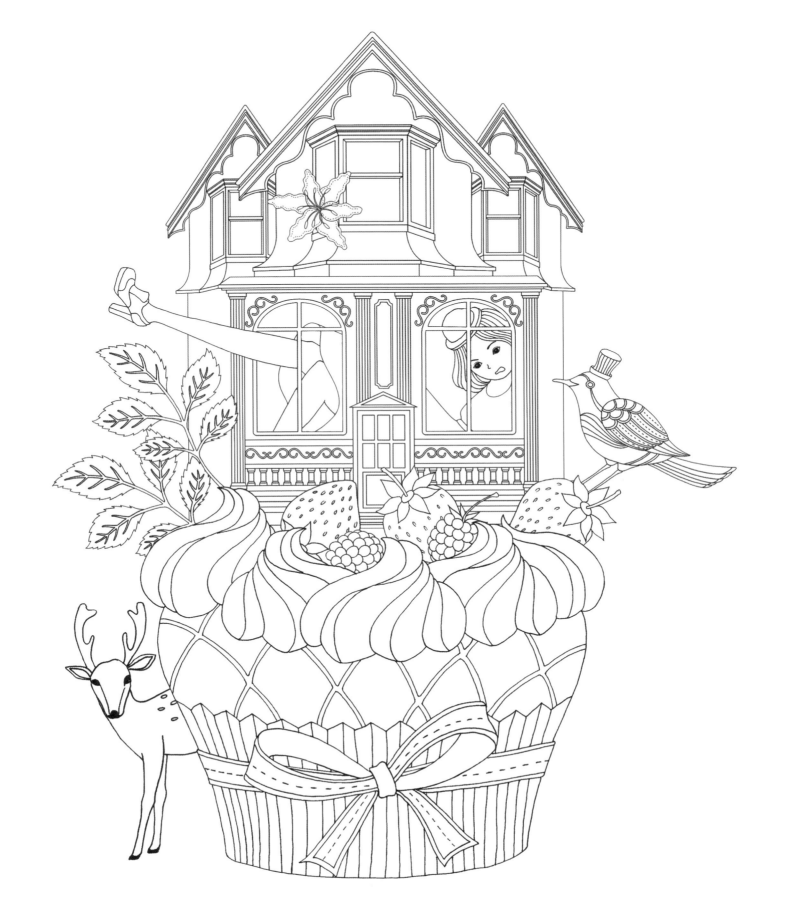

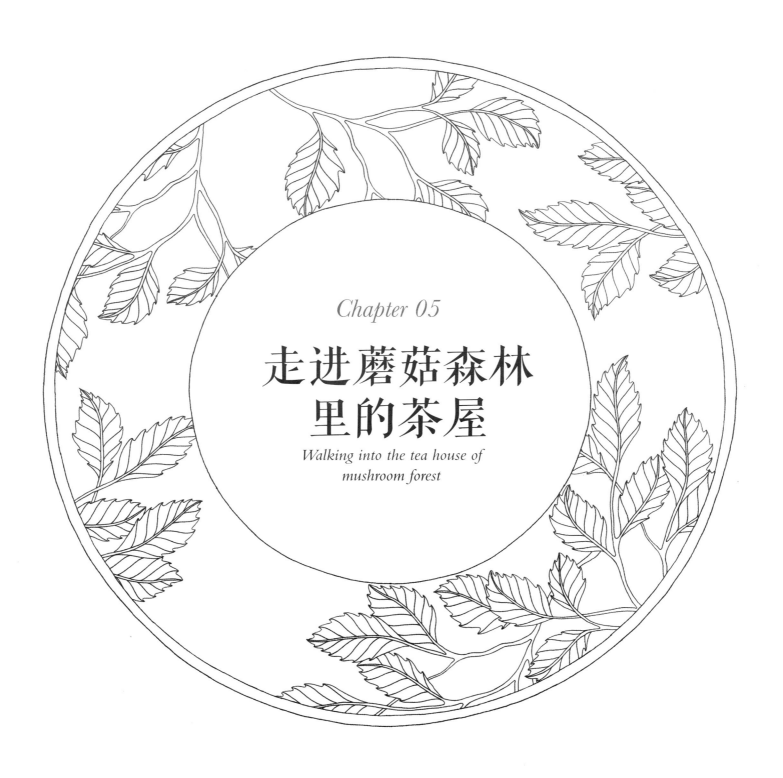

Chapter 05

走进蘑菇森林里的茶屋

*Walking into the tea house of
mushroom forest*

我慌张地跑进了蘑菇森林，看见一间茶屋，
有好多只鹿围绕在茶屋旁。
因为好渴，我想要进去喝杯茶，
但我的到来好像打扰了他们。
他们围在一起窃窃私语着，我只好打消了喝茶的念头。

树上的鸽子好像也不欢迎我，
睁大眼睛看着我，
害怕我会偷了她的蛋，可是，我一点也不想吃蛋啊！

满天飞舞的蝴蝶看我好无助，
便带着我走出了森林。

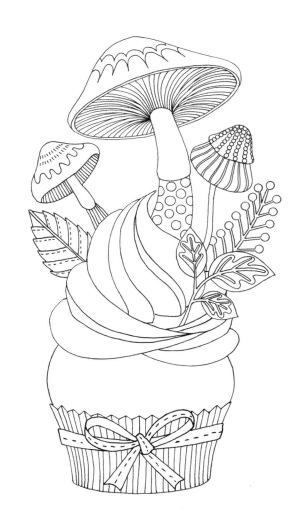

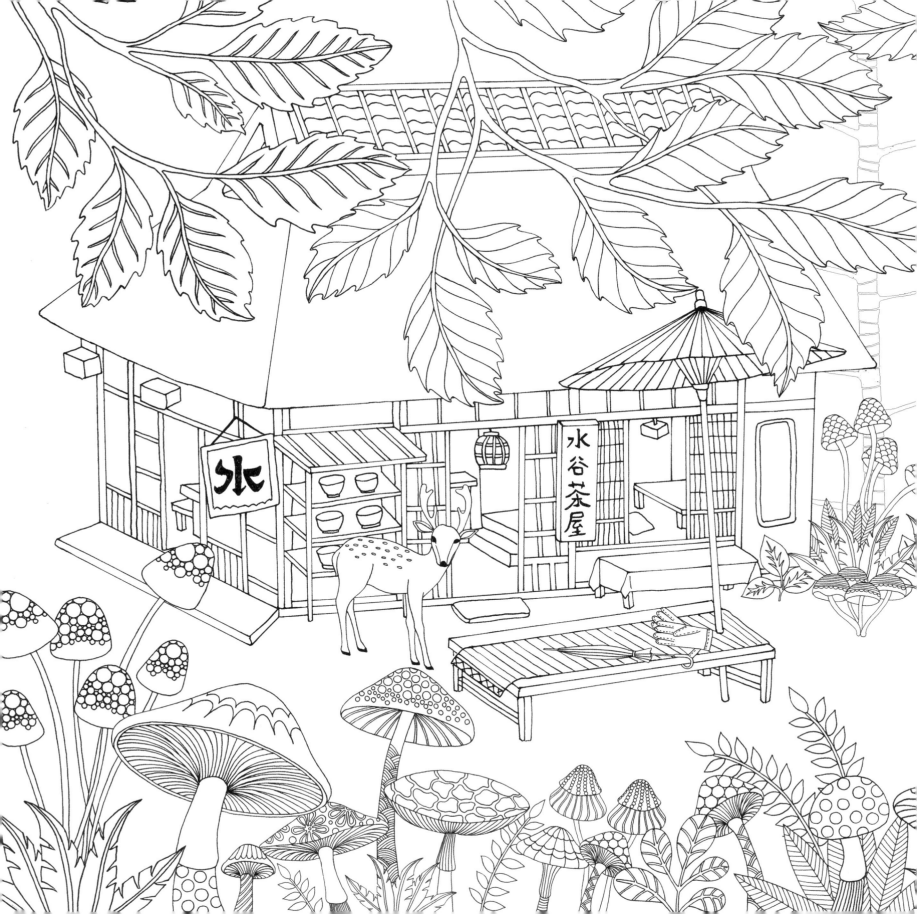

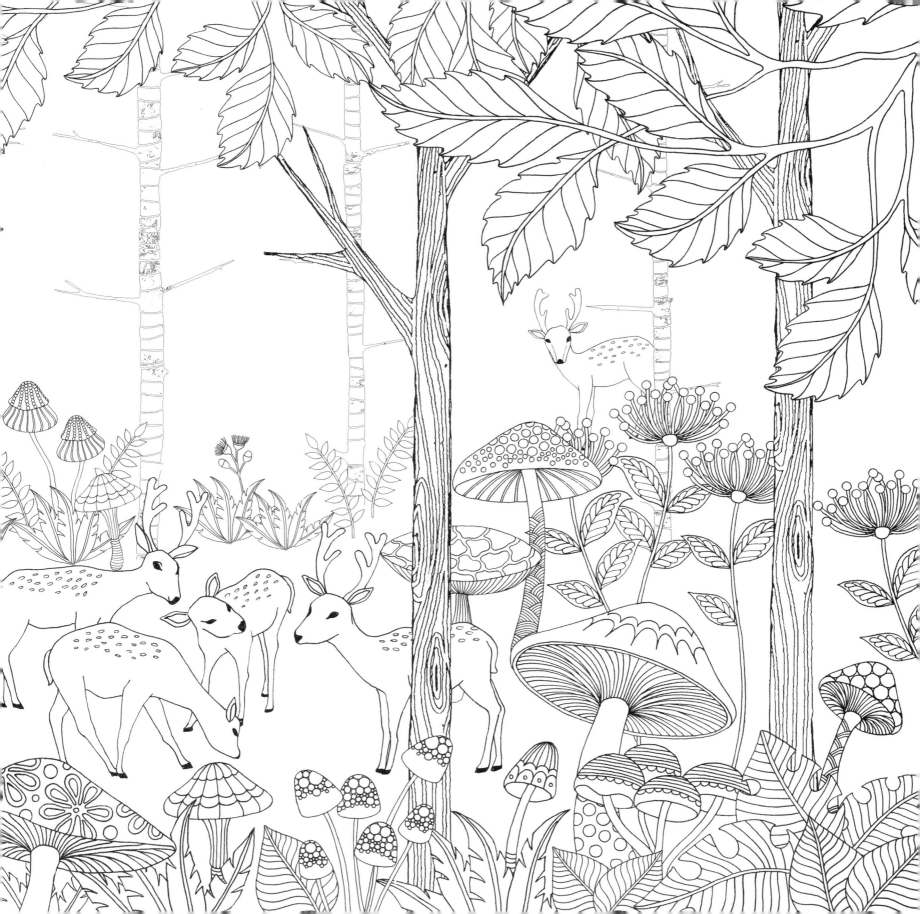

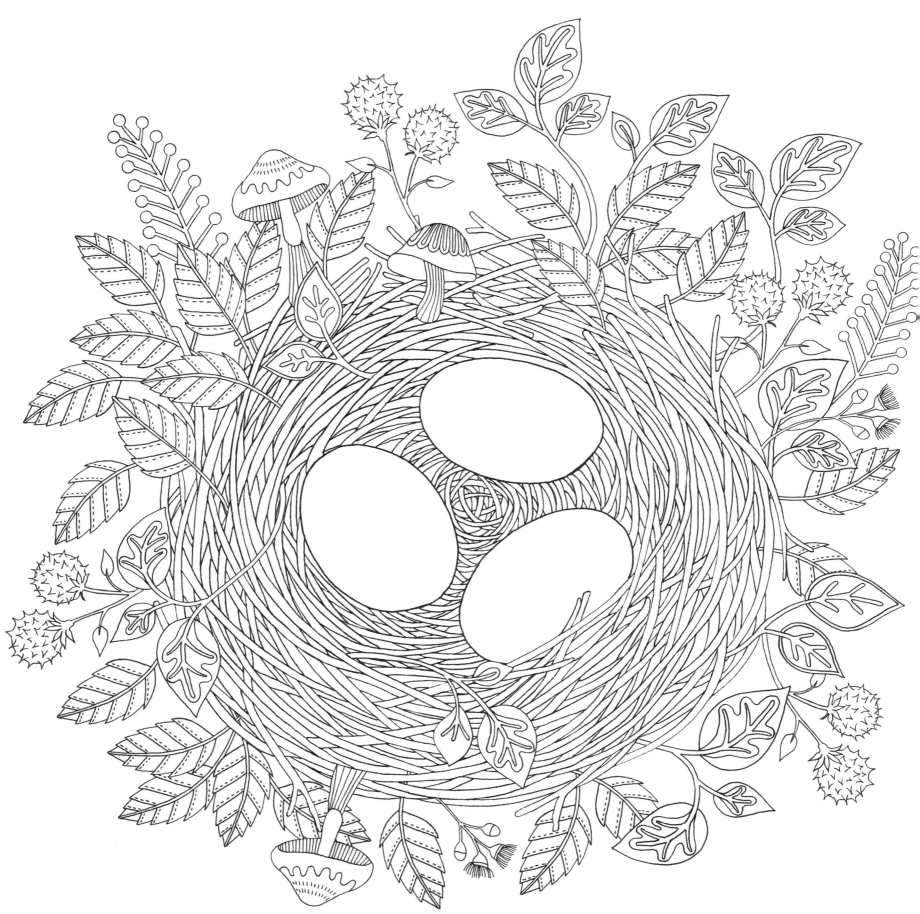

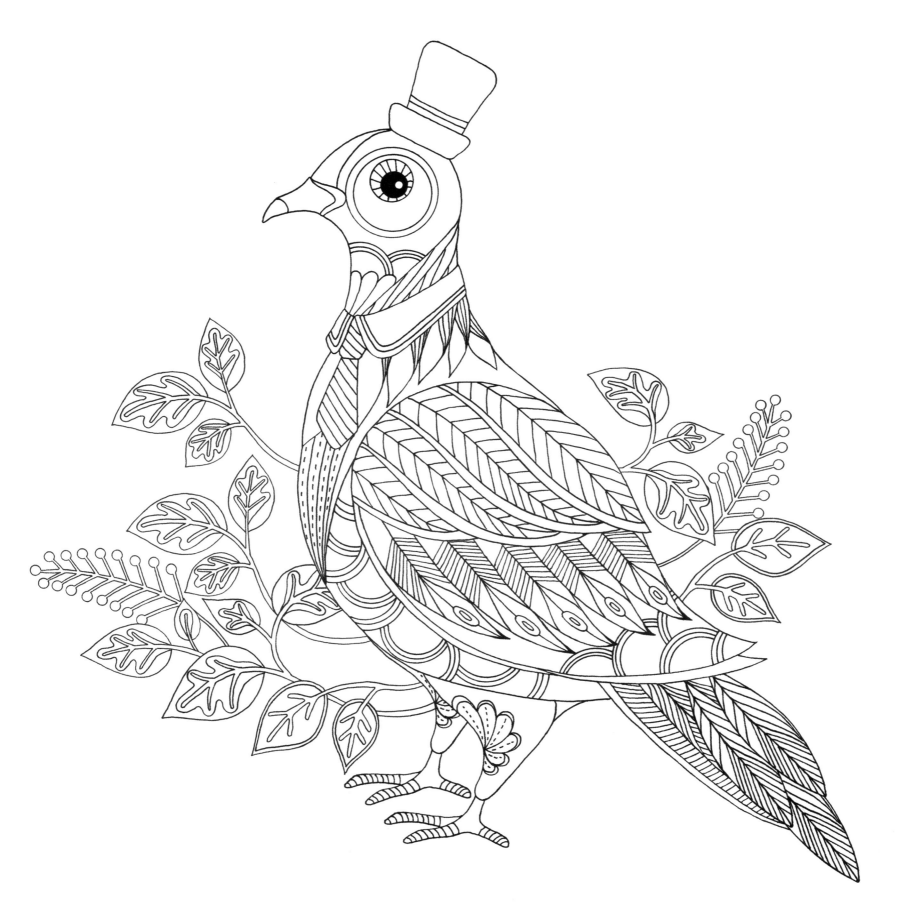

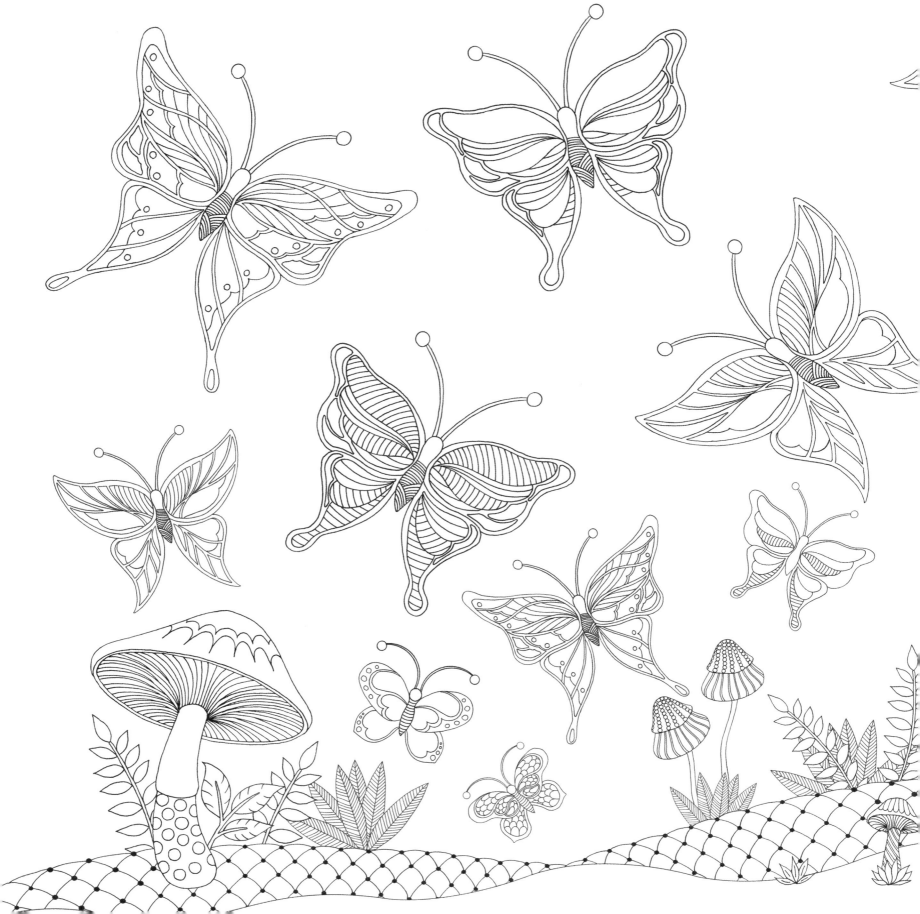

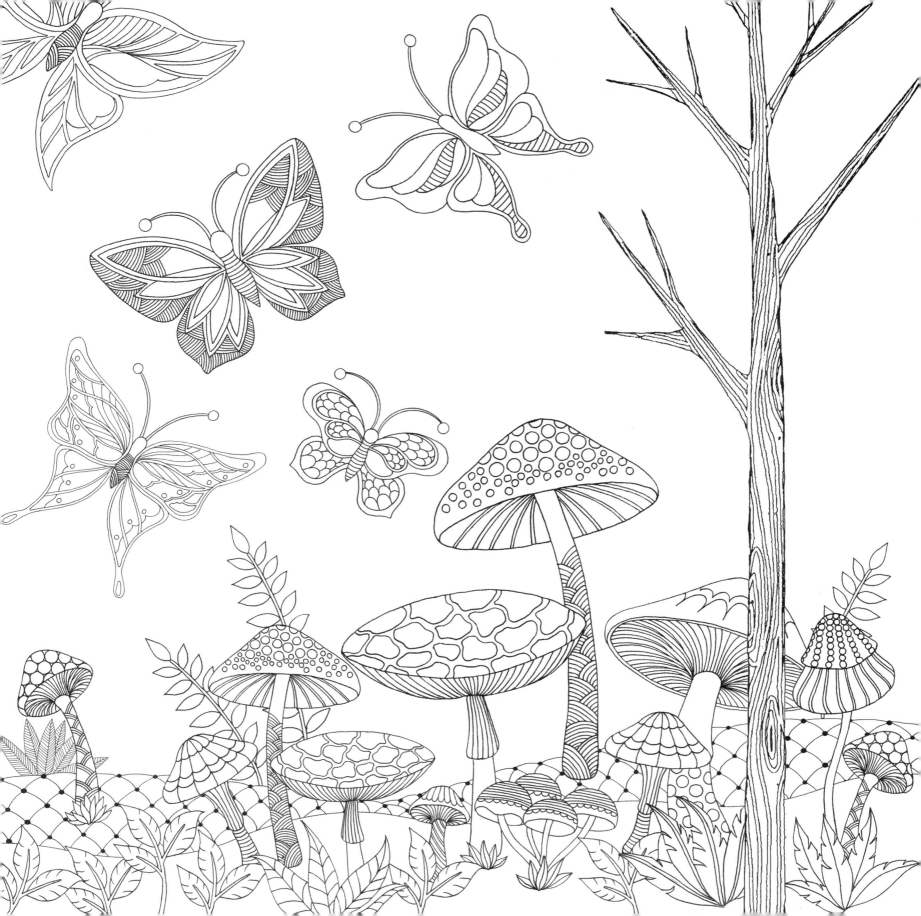

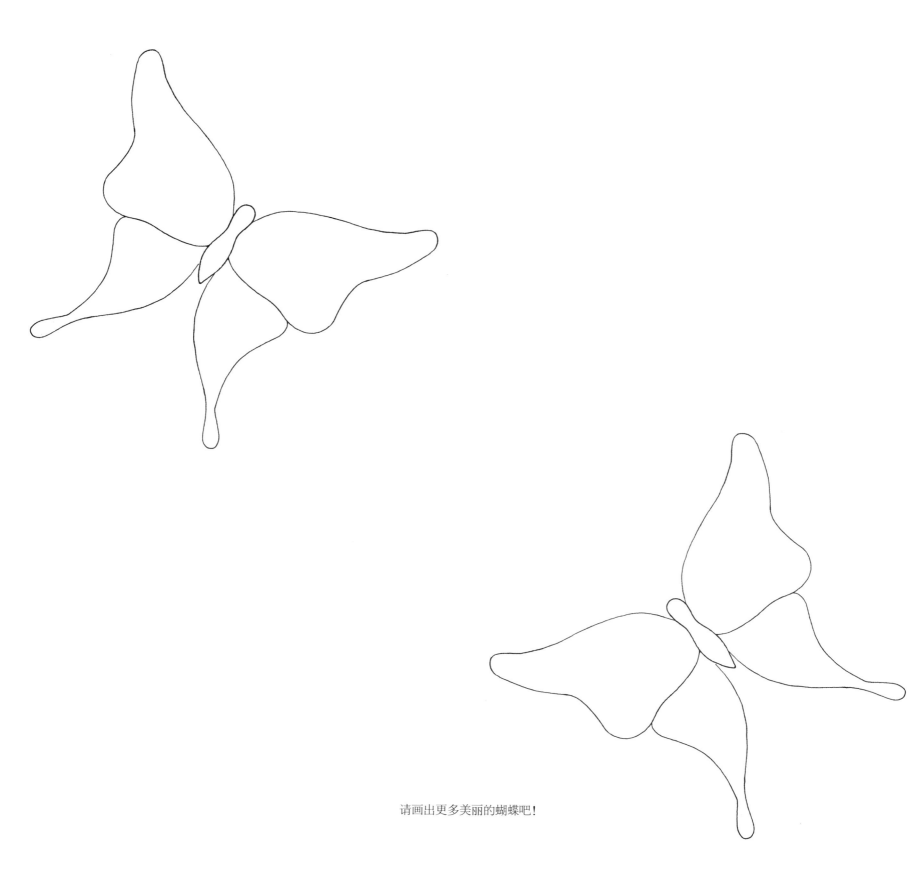

请画出更多美丽的蝴蝶吧！

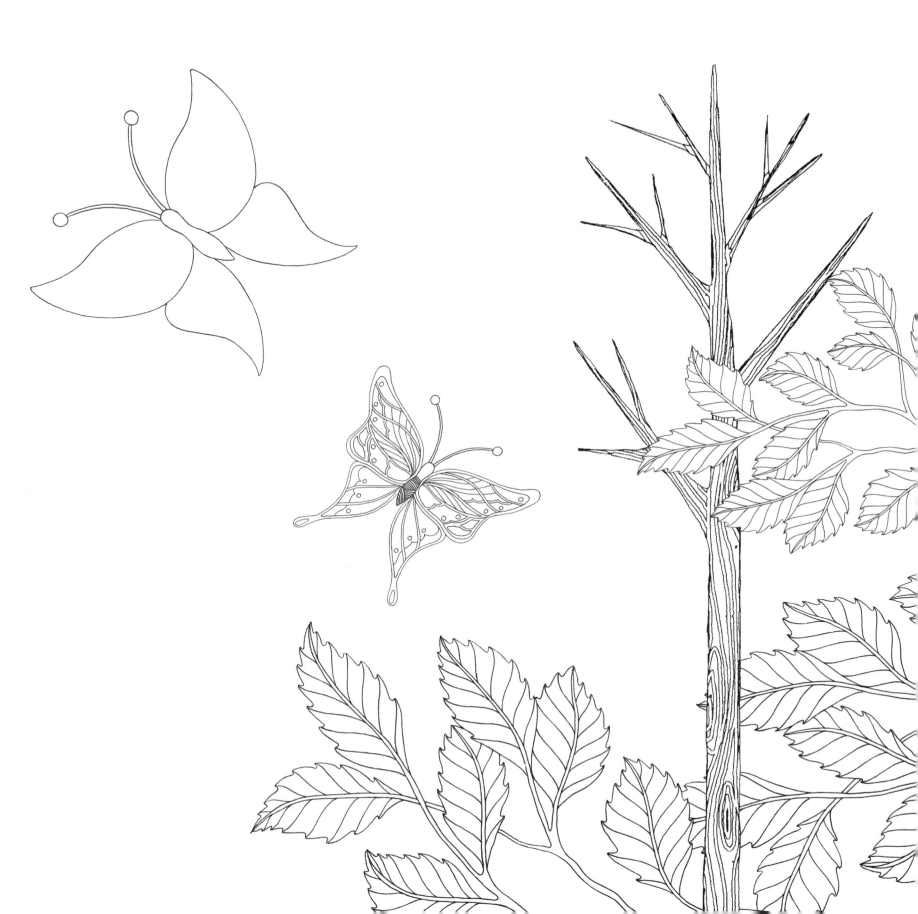

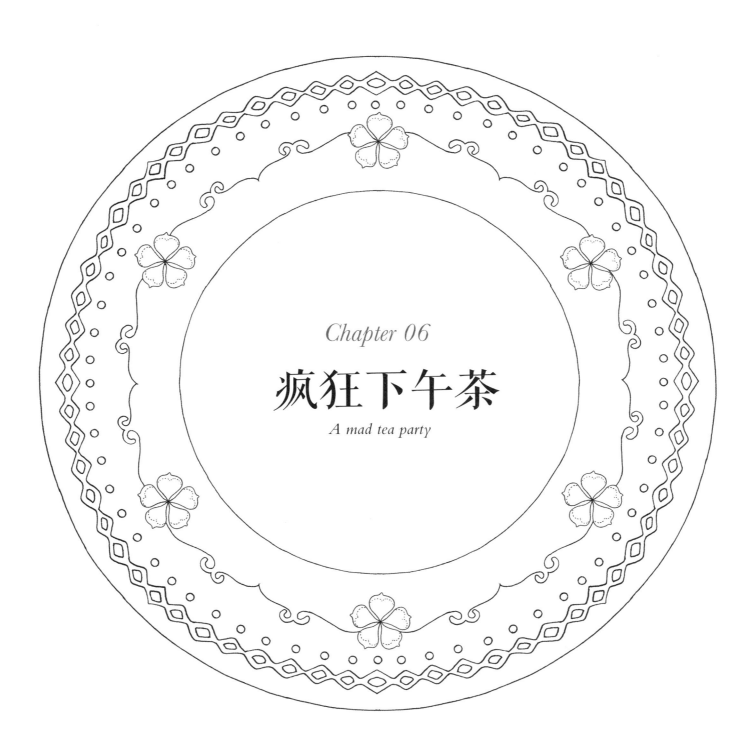

Chapter 06

疯狂下午茶

A mad tea party

我漫无目的地走，脚有点发酸了。
走着走着，我来到了一座花园，
看到三月兔、帽子先生正举行茶会，
我开心地跟着坐下。
睡鼠也在其中，但像是睡着了。

三月兔和帽子先生正在玩猜谜，
一整天不停地开茶会，没有谜底的谜语却要我猜。
因为没时间洗杯子，所以大家顺时钟换位子。
大家说着不太懂的话，
又是个胡闹的茶会。

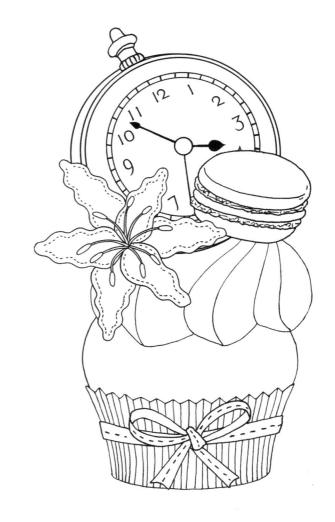

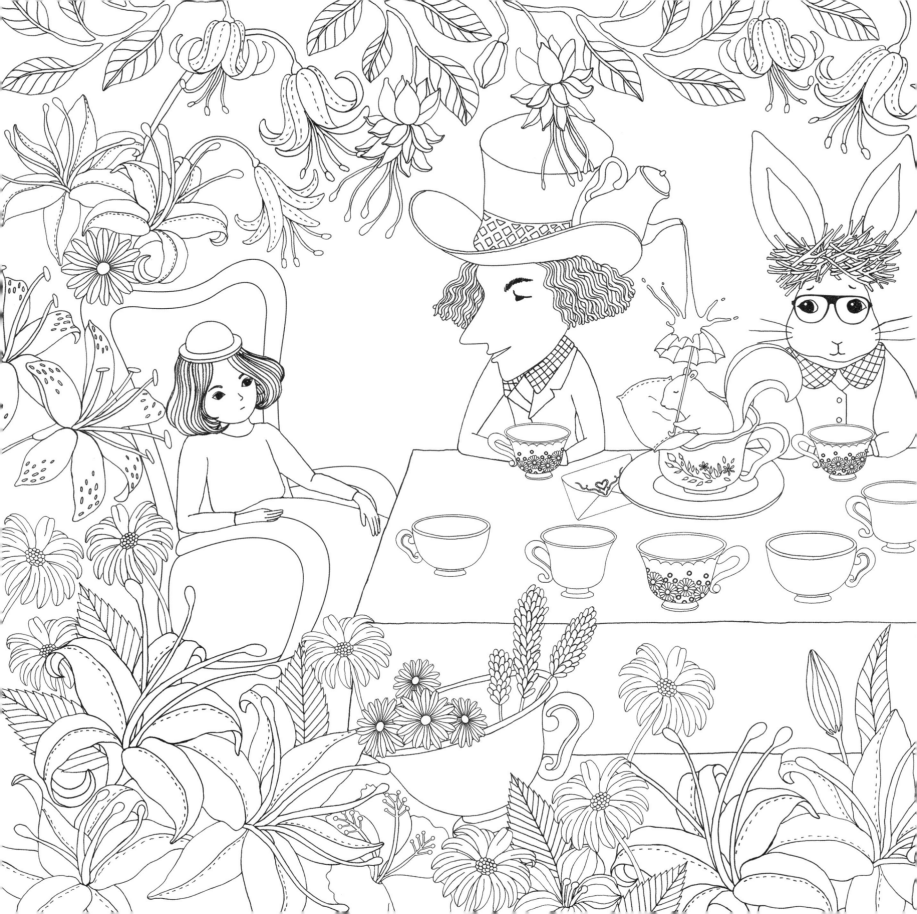

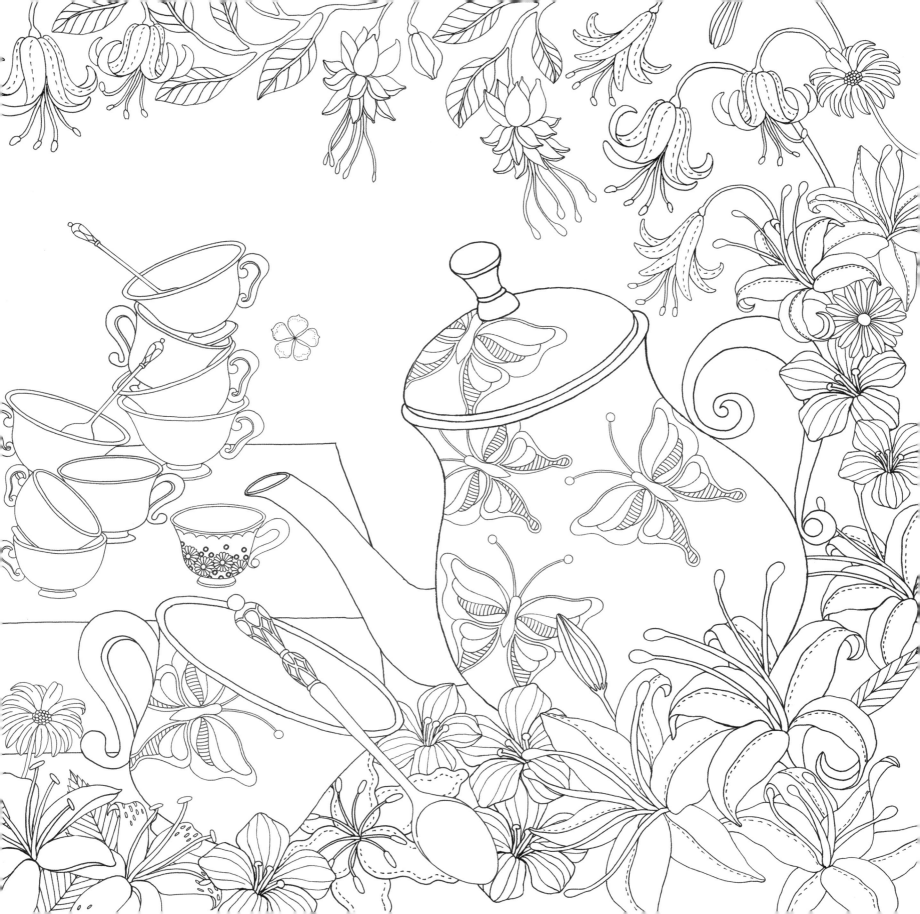

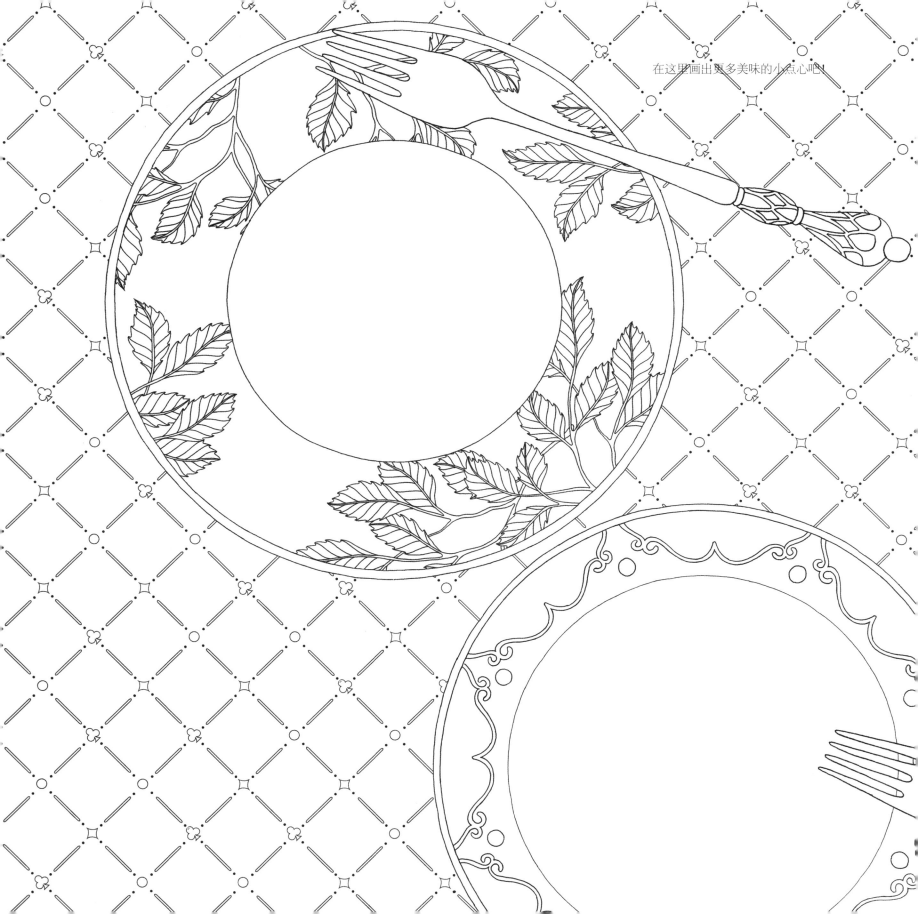

在这里画出更多美味的小点心吧！

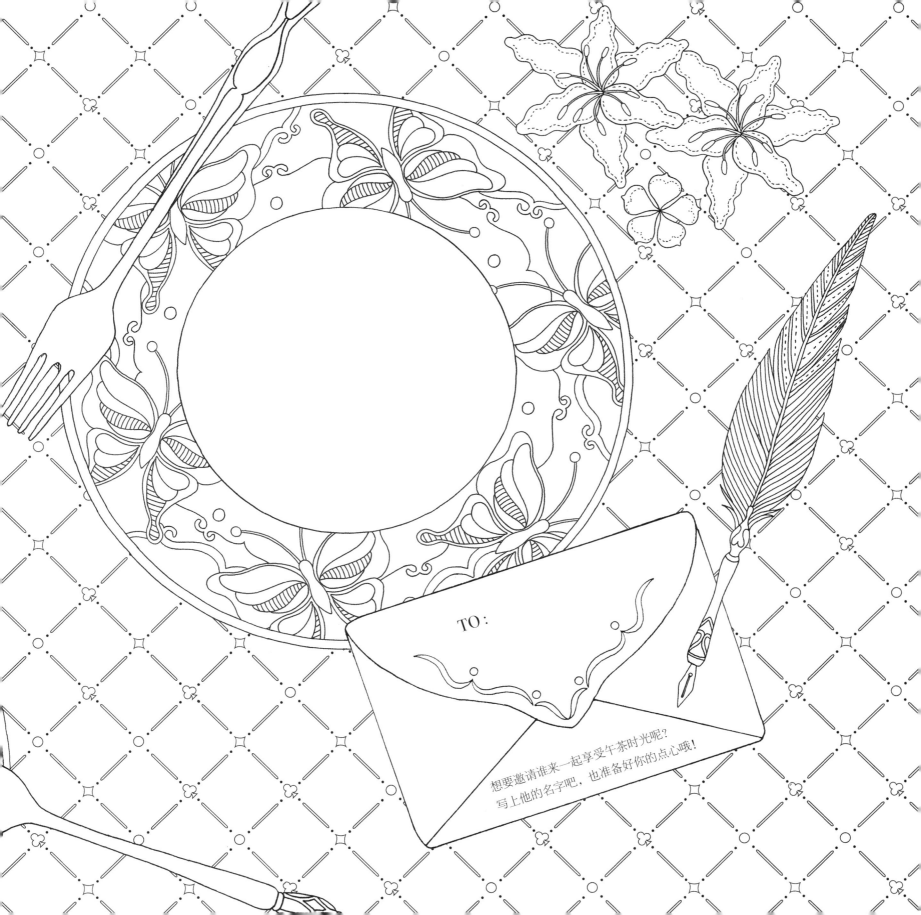

TO：

想要邀请谁来一起享受午茶时光呢?
写上他的名字吧，也准备好你的点心哦!

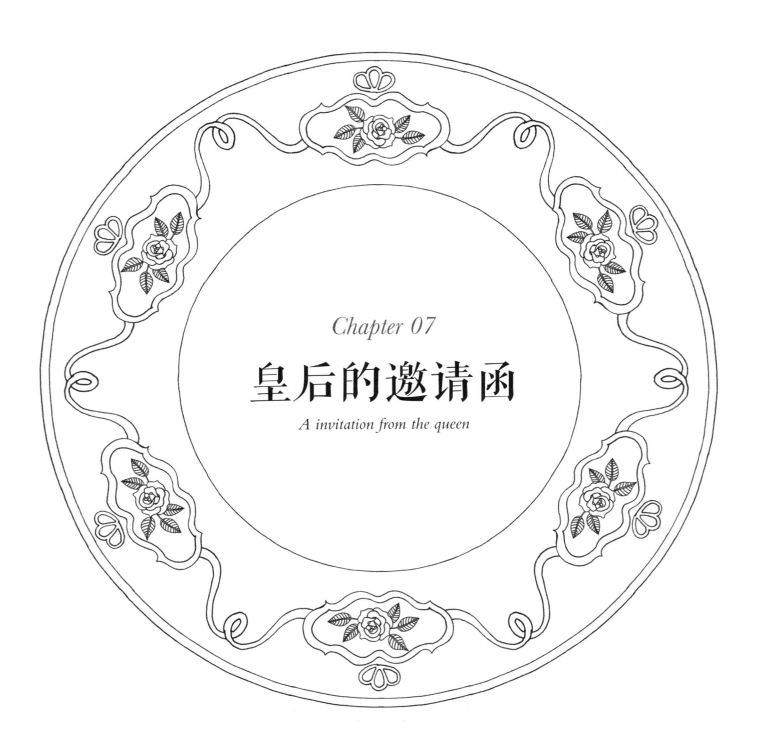

Chapter 07

皇后的邀请函

A invitation from the queen

离开茶会后，我看见了一栋房子，
有个鱼仆人在敲门，来应门的是蛙仆人。
鱼仆人递上一张邀请函，恭敬地说：
"皇后邀请公爵夫人打门球。"

鱼仆人说完便离开了。
我偷看邀请函，想知道门球比赛何时进行。

这时，出现了一只柴郡猫，他正裂嘴大笑，
他慵懒地告诉我城堡的方向，
原来只要越过猫头鹰森林就行。

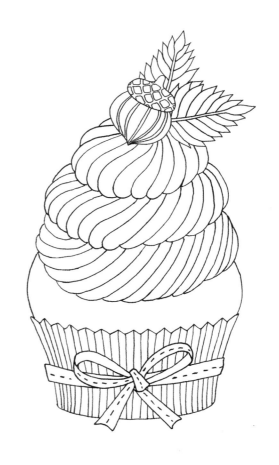

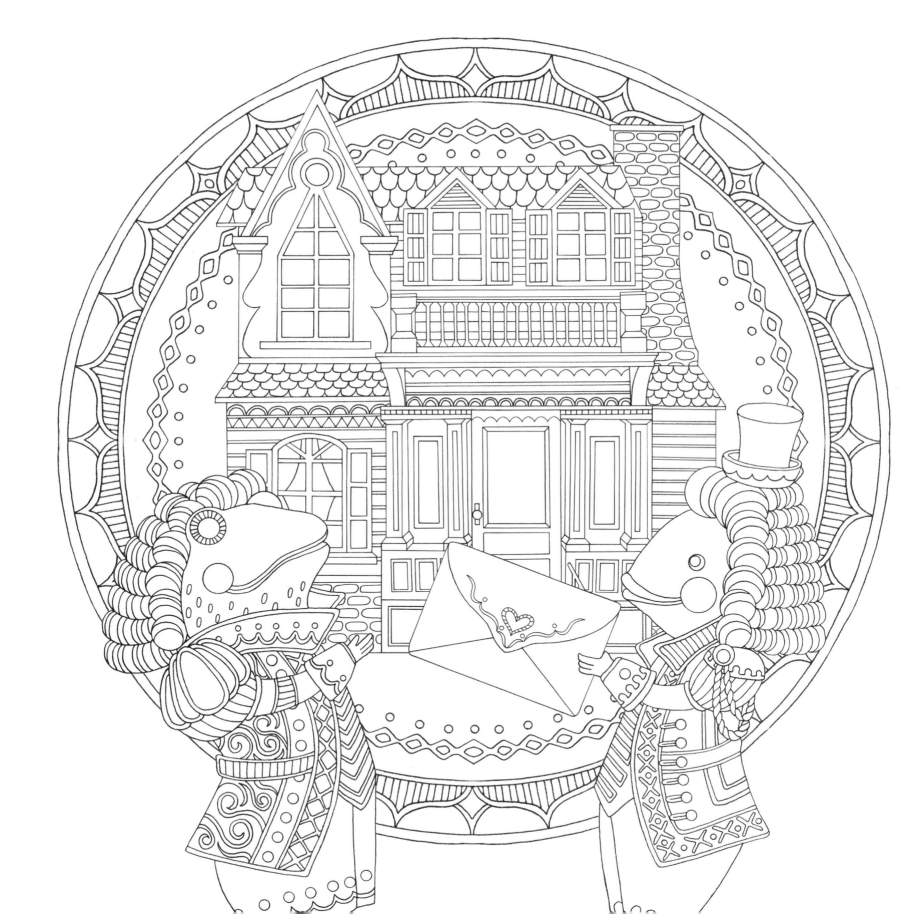

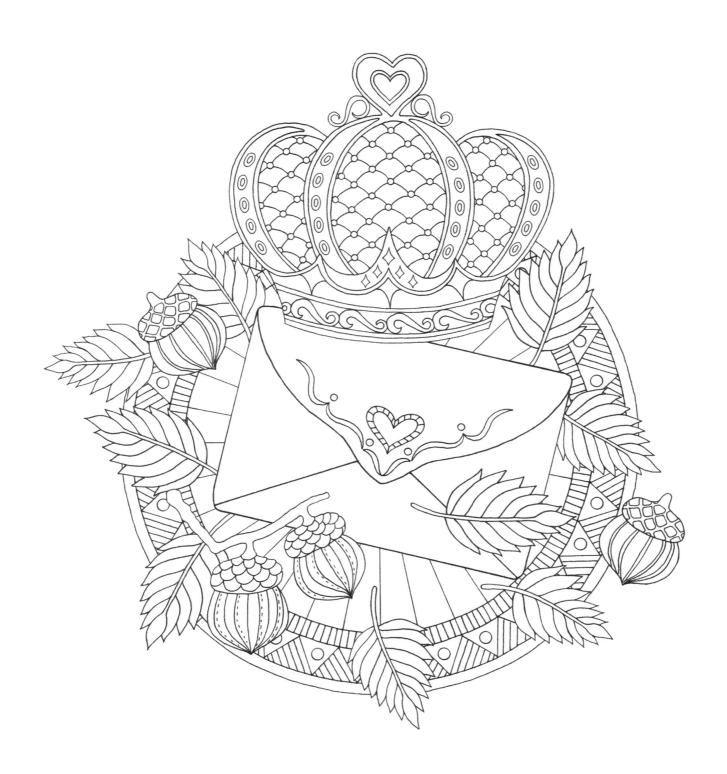

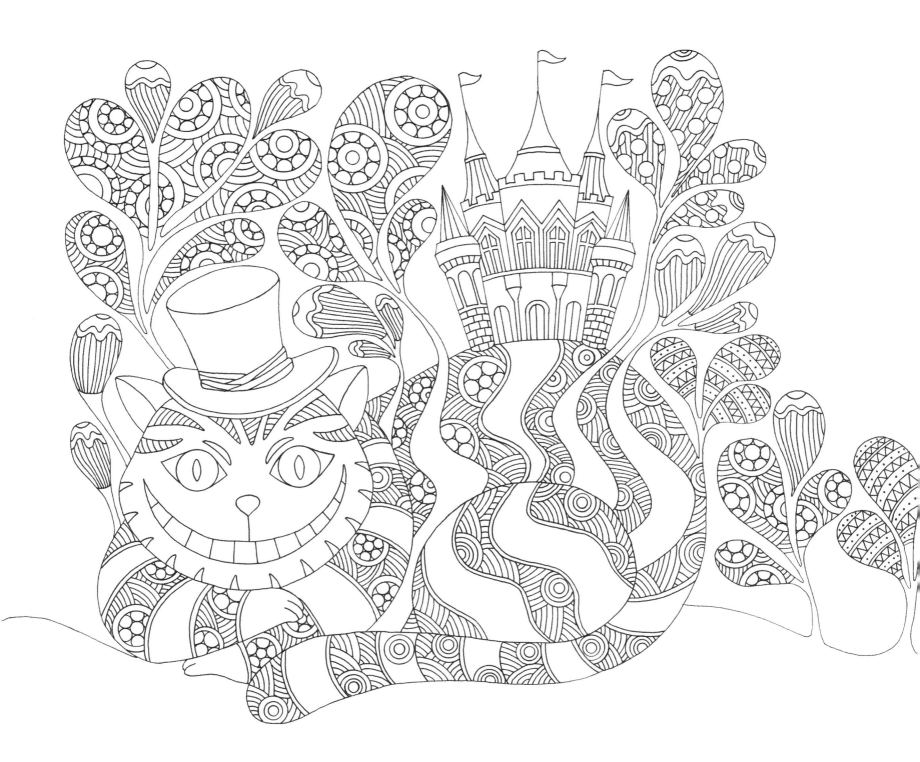

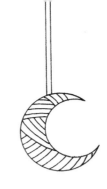
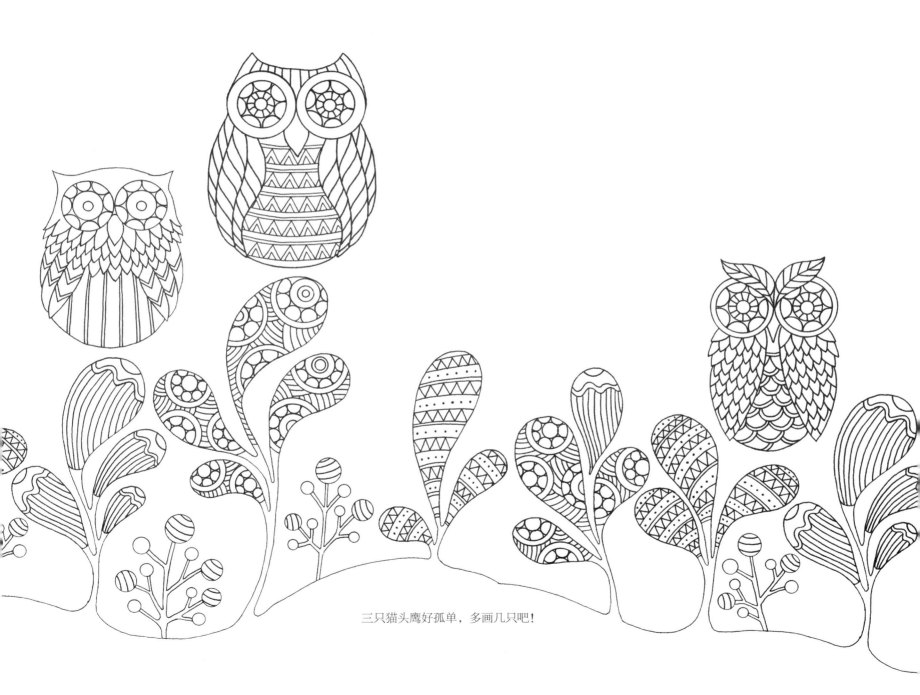

三只猫头鹰好孤单，多画几只吧！

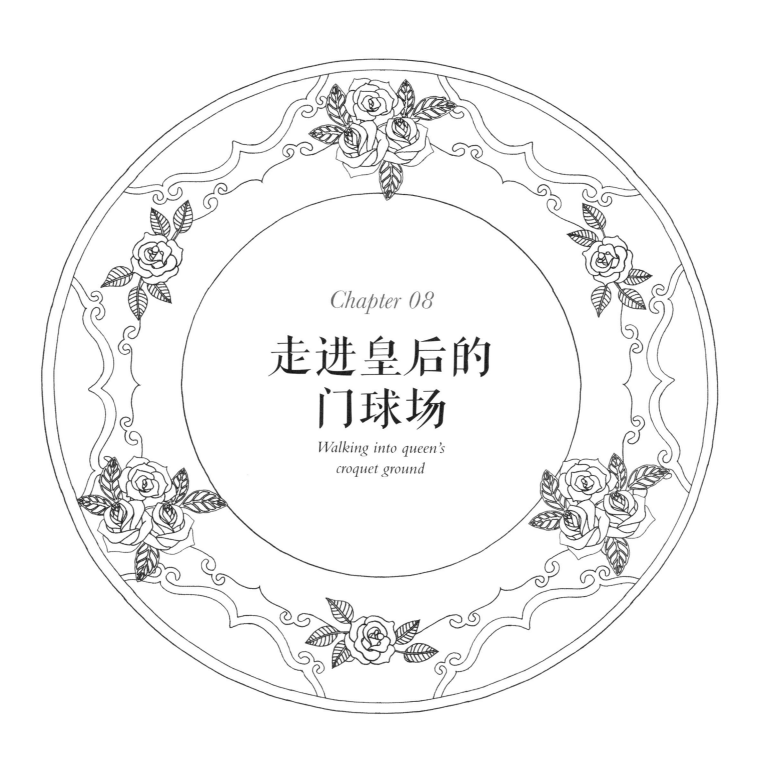

Chapter 08

走进皇后的门球场

Walking into queen's croquet ground

我终于来到了城堡，花园里有好多的玫瑰花。

这时，国王和皇后驾到了！
在他们后面，纸牌人士兵排成队伍来到花园。

奇怪的门球比赛开始了，
红鹤当球槌，脖子却扭来扭去；
刺猬当球，却滚来滚去。

难玩的门球比赛到底要怎么赢，
皇后生气地指着乱哄哄的纸牌人：
为什么有人偷穿点点裤？
那个头发绑蝴蝶结的，又是怎么一回事？
干脆通通抓去砍头算了！

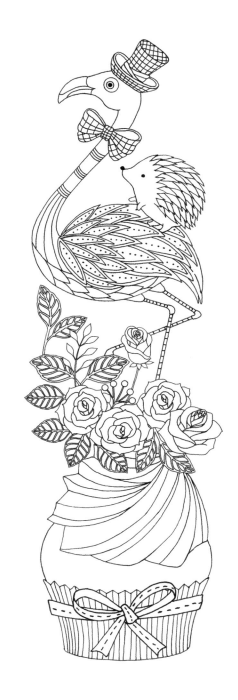

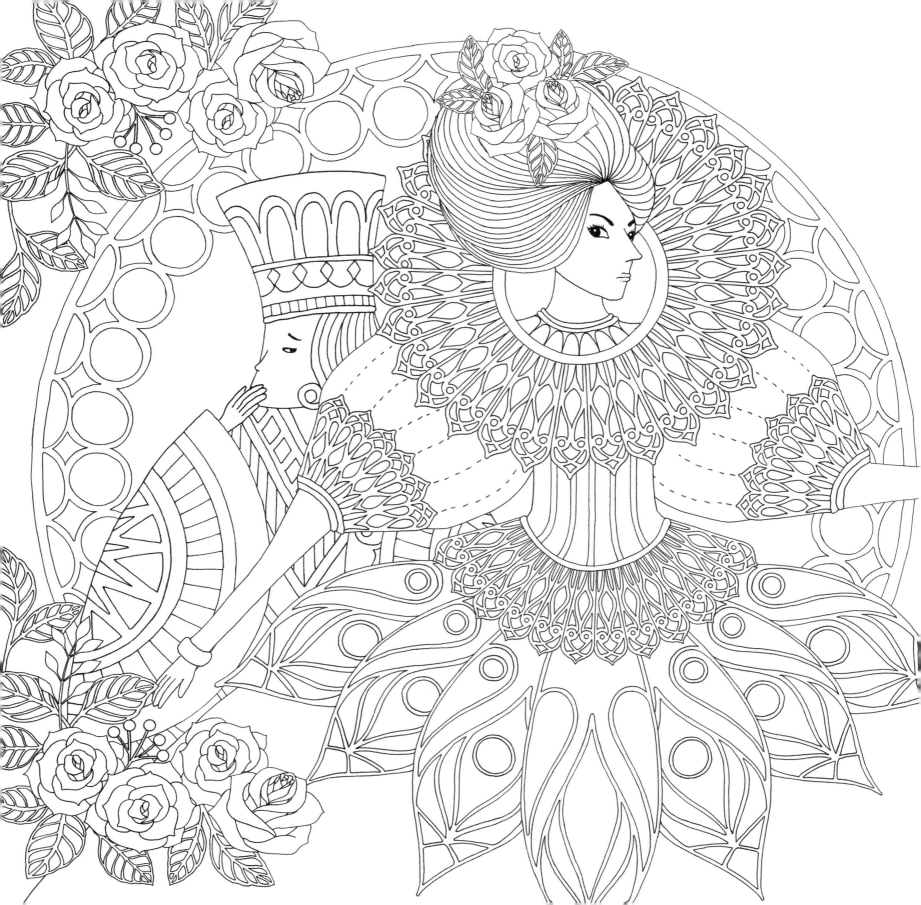

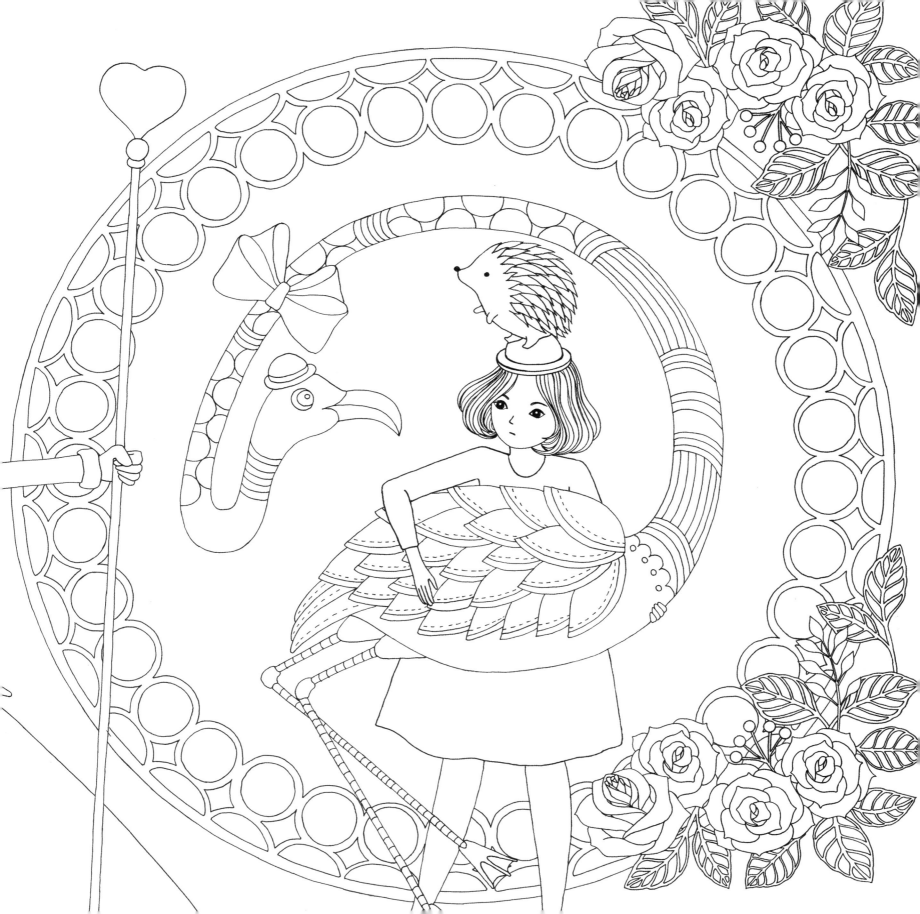

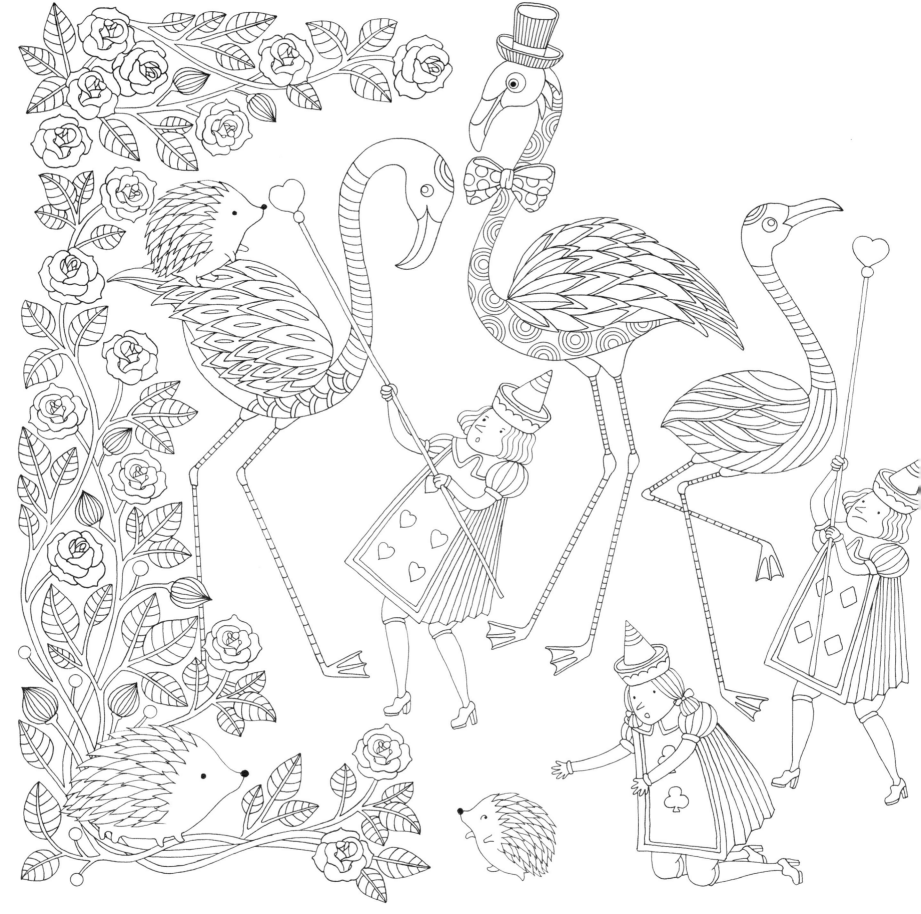

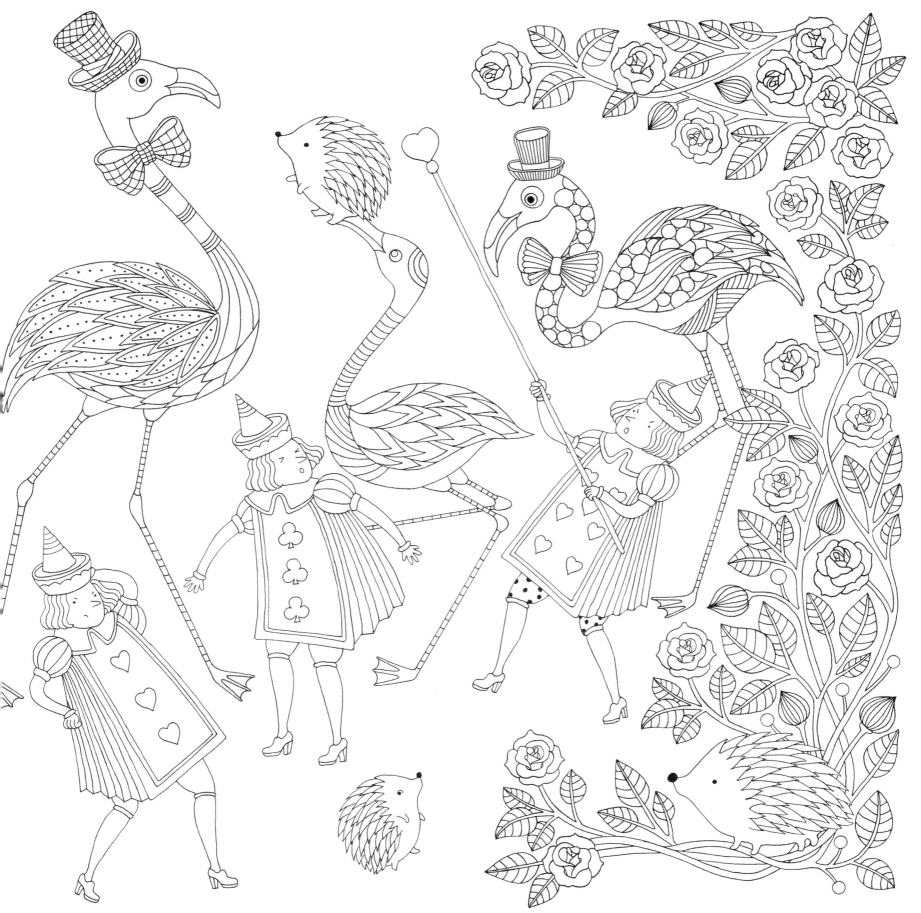

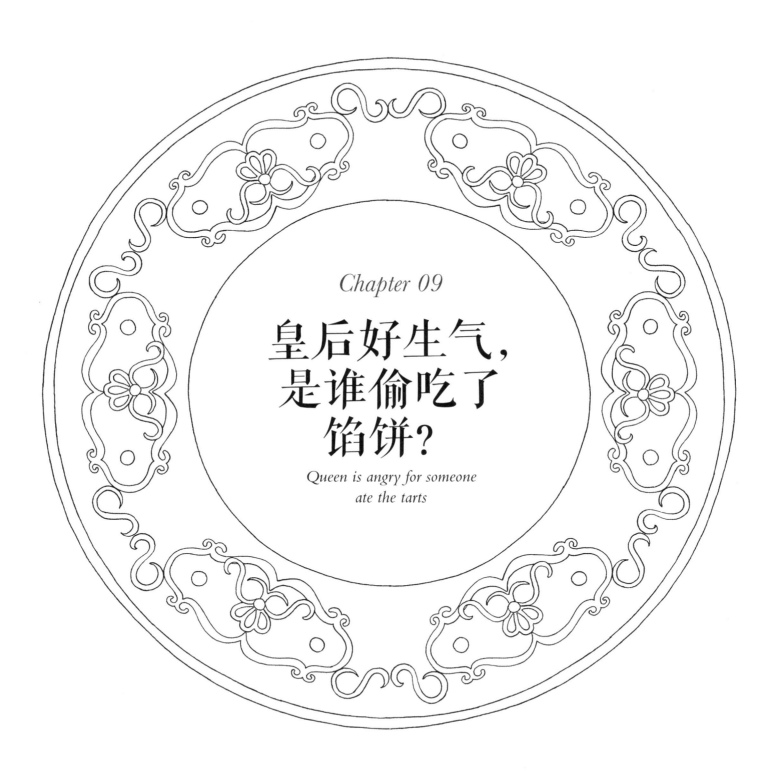

Chapter 09

皇后好生气，是谁偷吃了馅饼？

Queen is angry for someone
ate the tarts

皇后饿了！

纸牌人赶快去搬莓果馅饼。

不得了，莓果馅饼不知被谁偷吃了好大一块。

是谁偷吃了？

没人承认，只好通通被带进审判场。

开庭了，动物们是陪审团，

大家你一言我一语，找不到凶手。

不知所云的审判进行中，

皇后找来兔子侦探，他说全部过程都被拍下来了。

"凶手穿着星星的衣服，和她绝对有关系！"

兔子侦探指着我。

"杀了她！"皇后大声说。

我惊呼一声跑出审判场，

坐上旋转木马，飞上了天空。

士兵全在后头追赶，却只能在原地打转。

而我飞入了满天星空里。

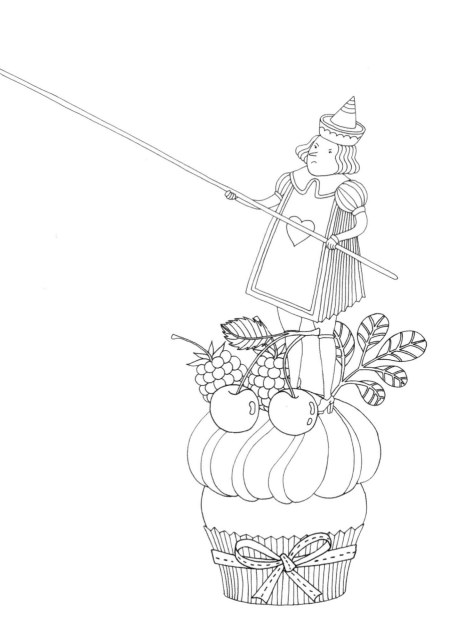

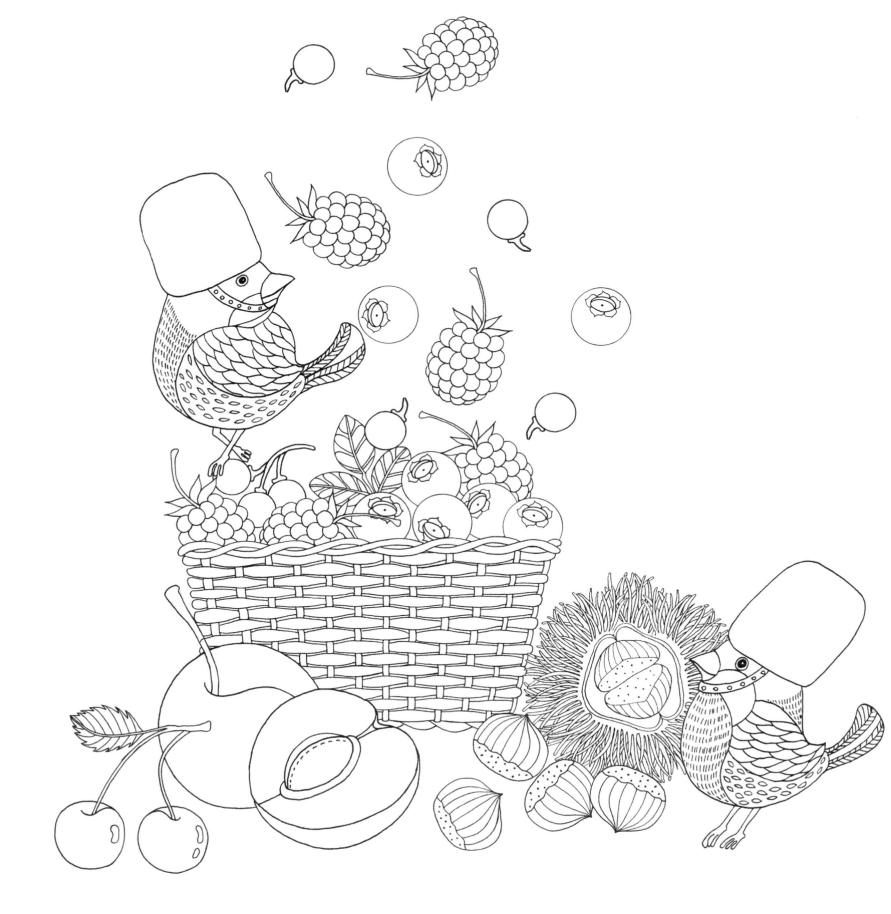

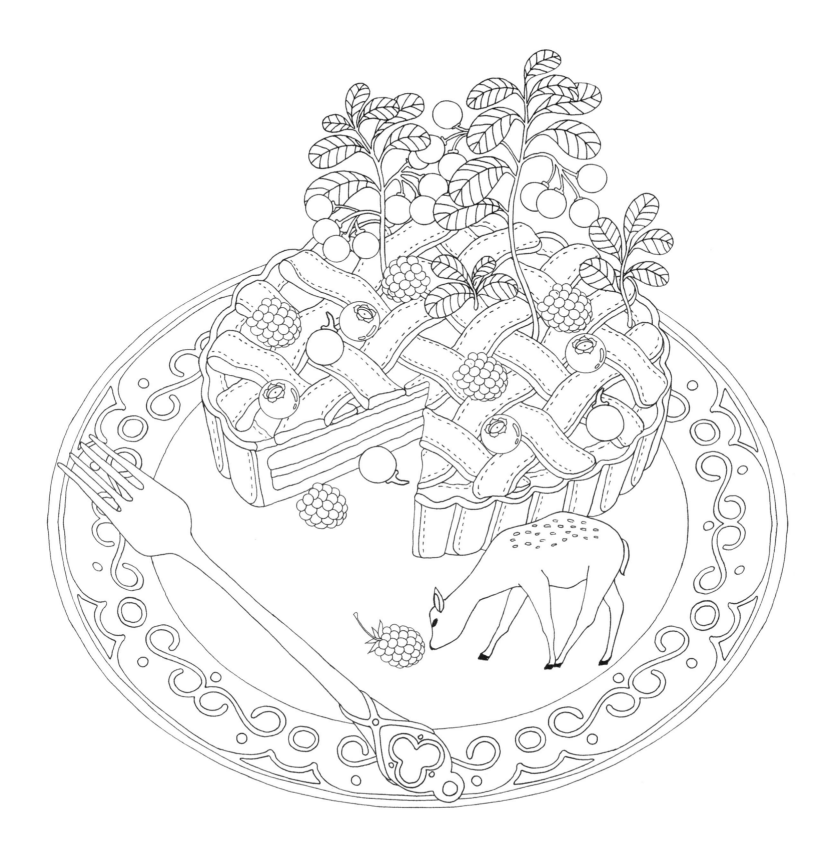

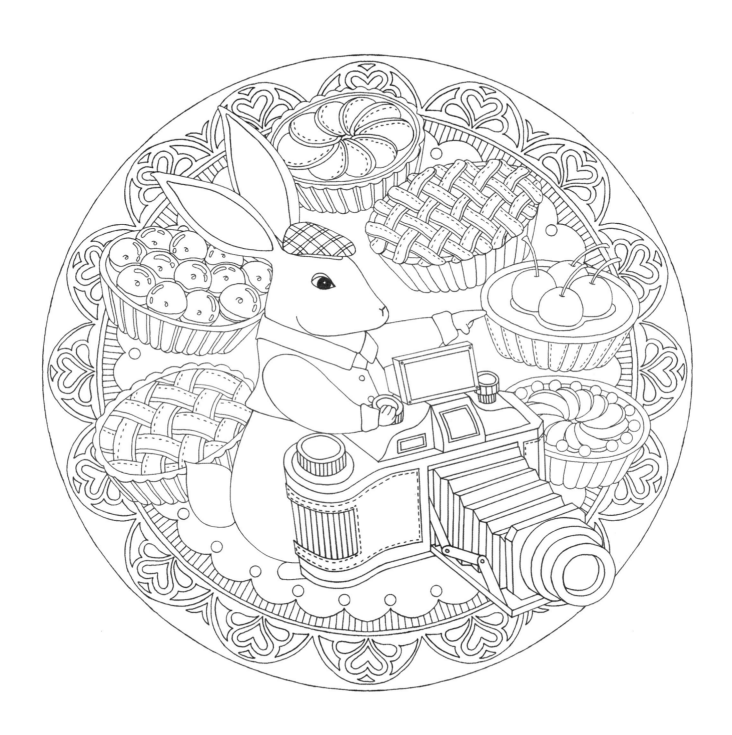

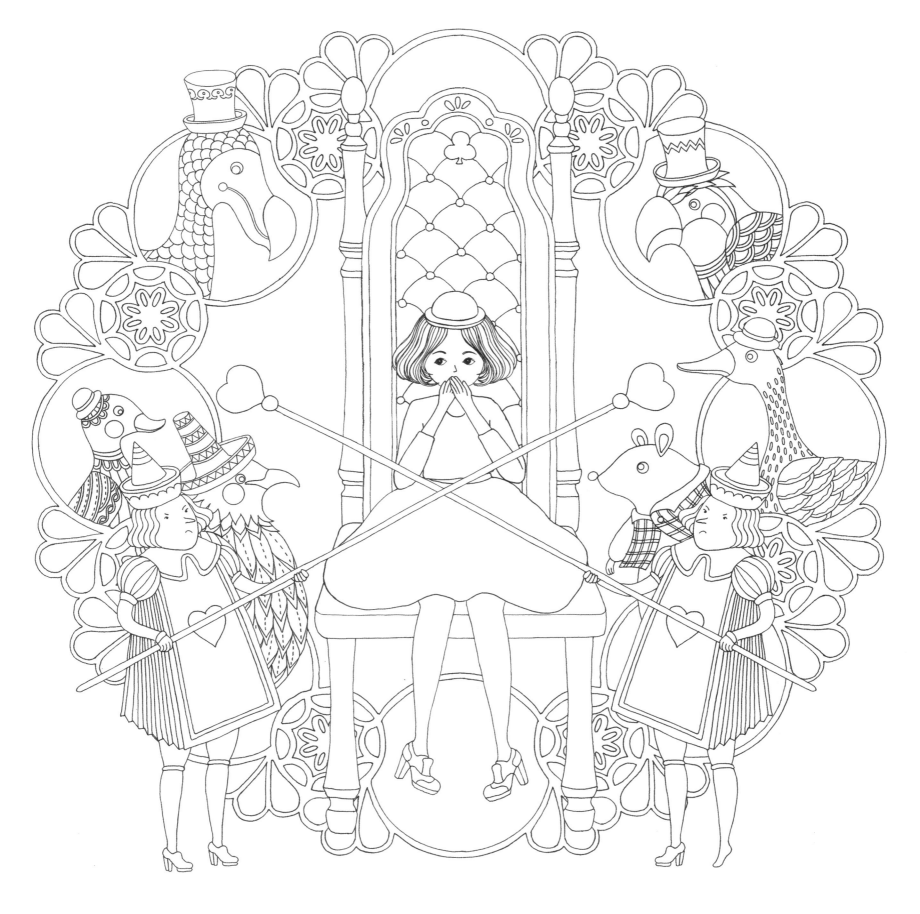

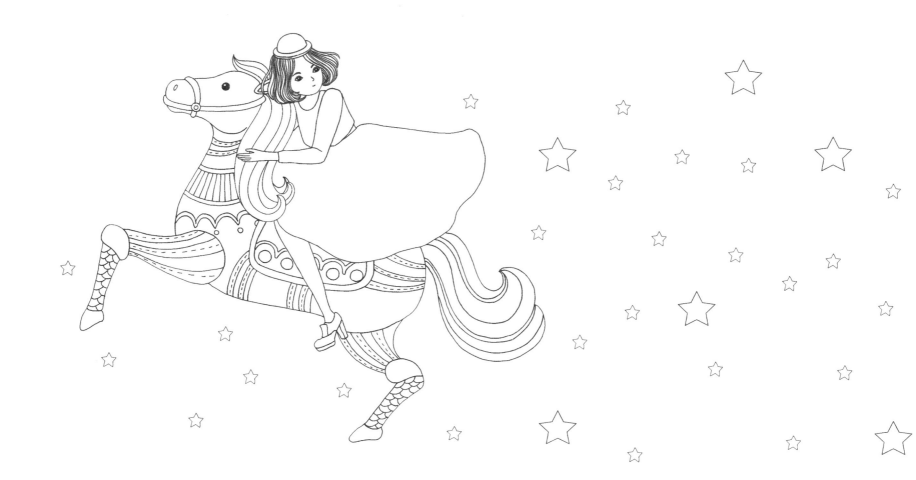

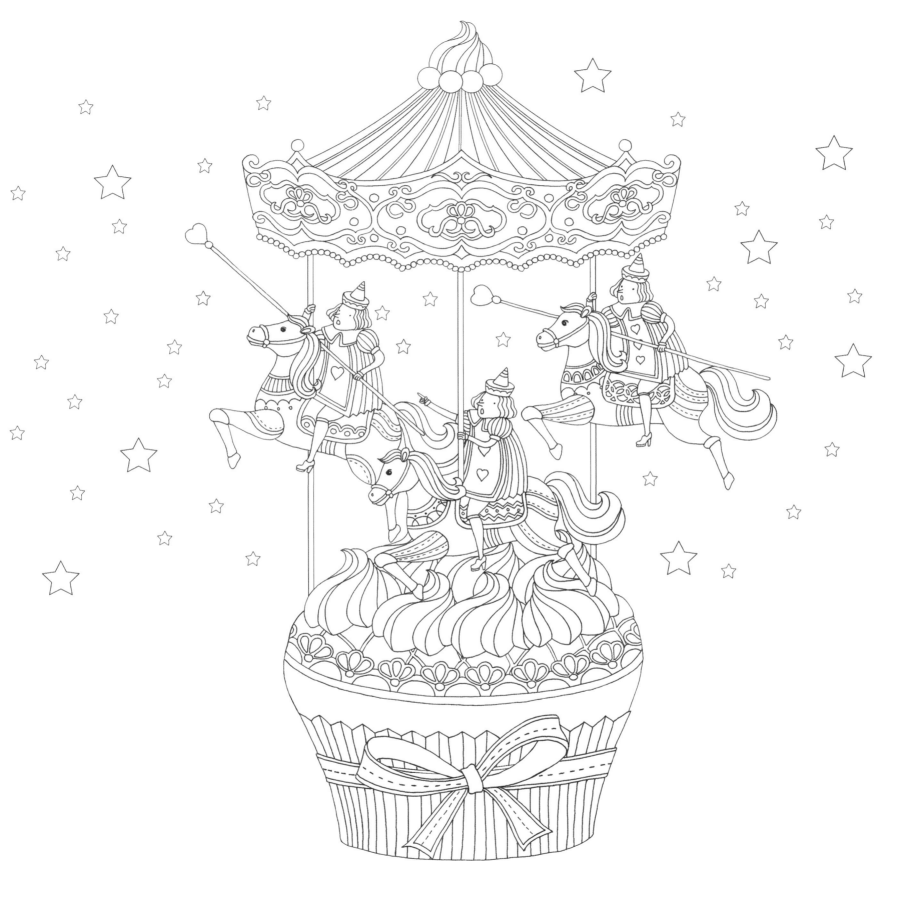

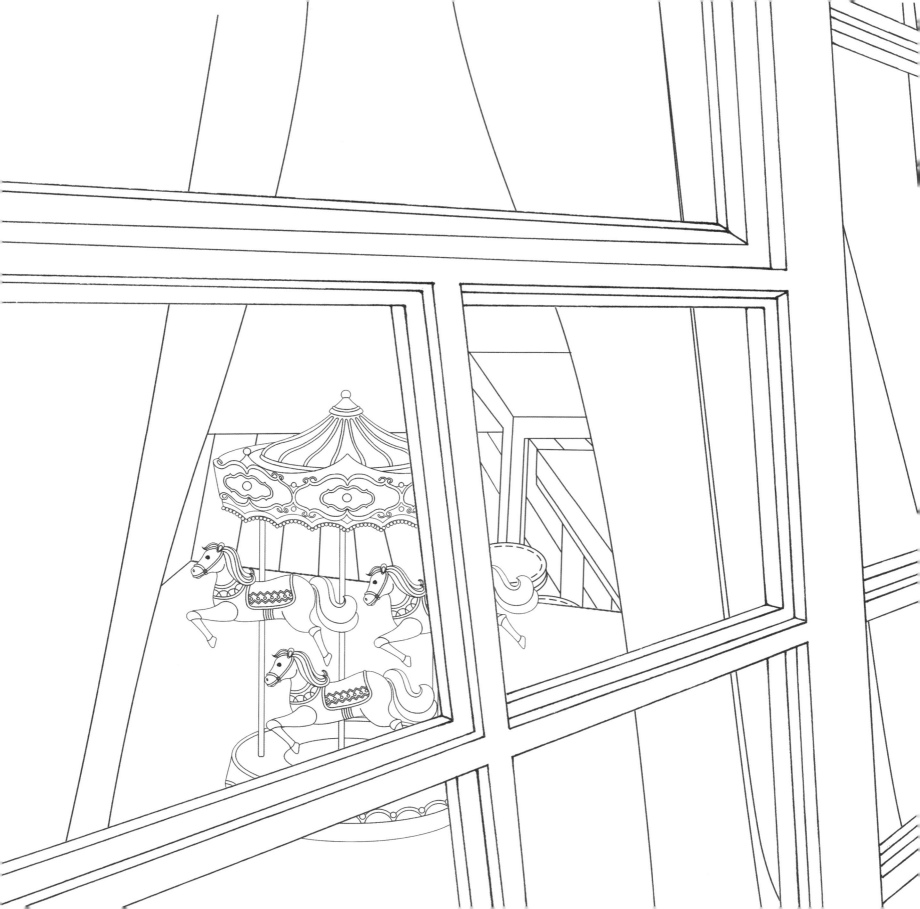

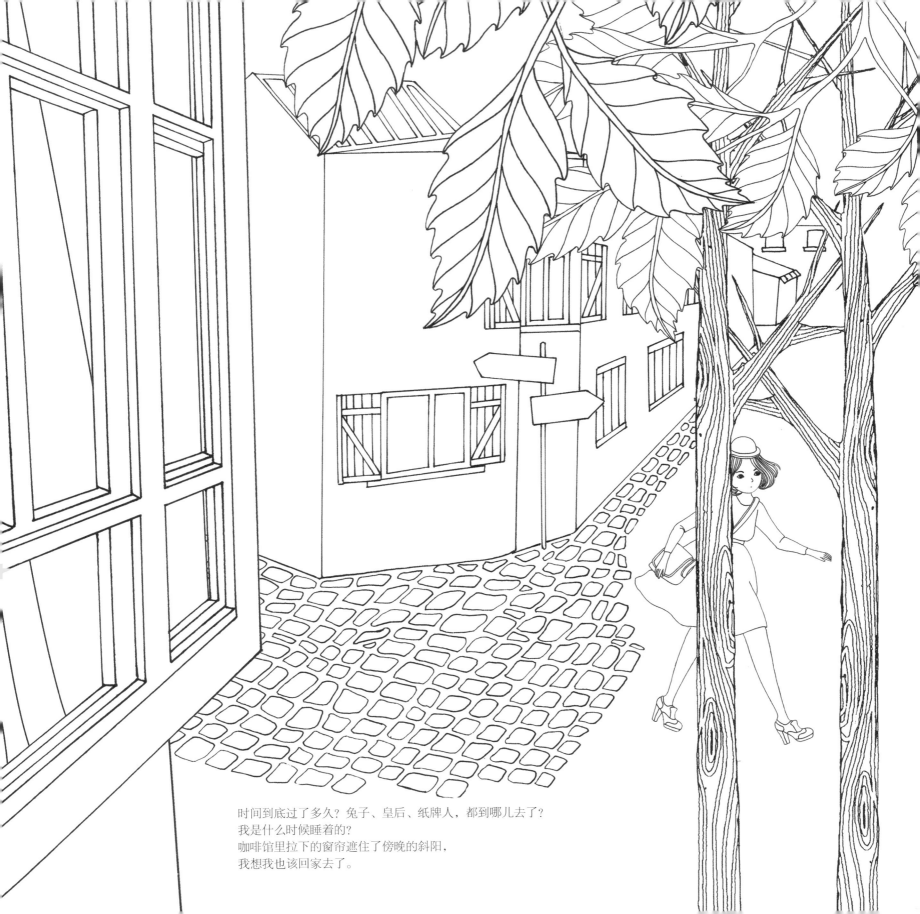

时间到底过了多久？兔子、皇后、纸牌人，都到哪儿去了？
我是什么时候睡着的？
咖啡馆里拉下的窗帘遮住了傍晚的斜阳，
我想我也该回家去了。

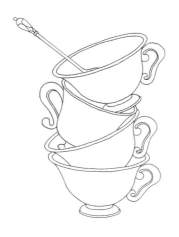

不知道茶会到底结束了没?

END

DRAWING

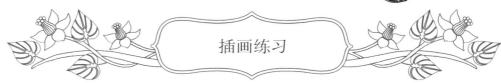

插画练习

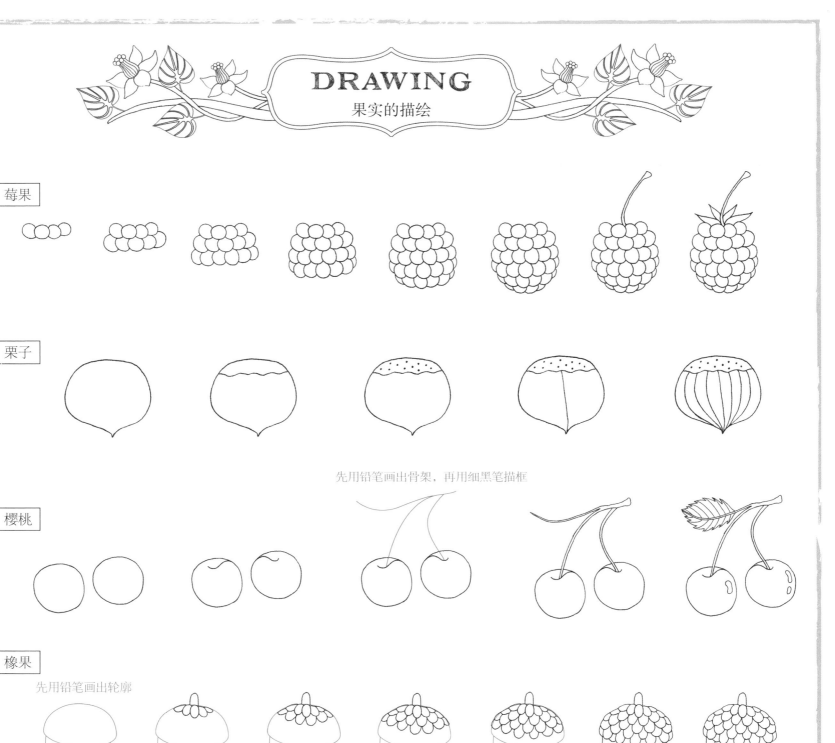

DRAWING

果实的描绘

莓果

栗子

先用铅笔画出骨架，再用细黑笔描框

樱桃

橡果

先用铅笔画出轮廓

松果

山竹

1. 用铅笔画出轮廓　　　　　　2. 用橡皮擦擦掉线条　　　　　　3. 画出一片片的果肉

擦掉

水蜜桃

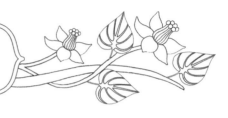

DRAWING
花与叶的描绘

1. 用铅笔描出叶子的
轮廓

2. 描出洞的位置

3. 用橡皮擦
擦掉

4. 用细黑笔依铅笔的轮廓线条画出叶子

叶子 I

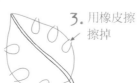

叶子 II

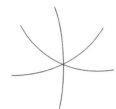

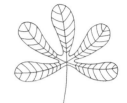

叶子 III

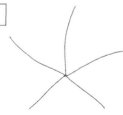
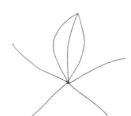

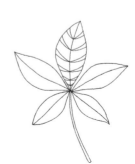
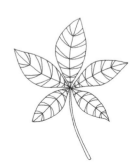

叶子 IV

1. 用铅笔描出
叶子的骨架

2. 沿着骨架画出外框

3. 沿着外框画出
叶子的形状

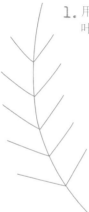
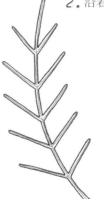
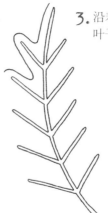
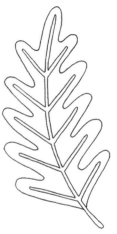

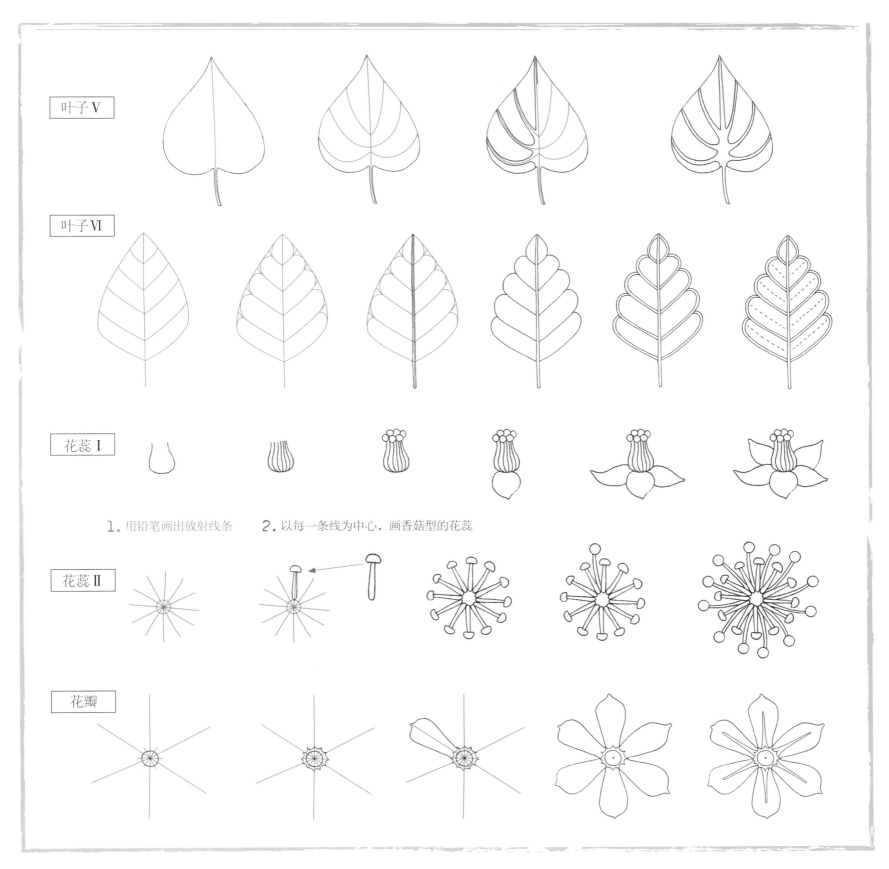

叶子 V

叶子 VI

花蕊 I

1. 用铅笔画出放射线条　　2. 以每一条线为中心，画香菇型的花蕊

花蕊 II

花瓣

DRAWING

花与叶的围绕

1. 用铅笔画出花叶的茎骨架

2. 画出分岔的小茎

3. 用细黑笔依铅笔的轮廓线条画出茎的全貌

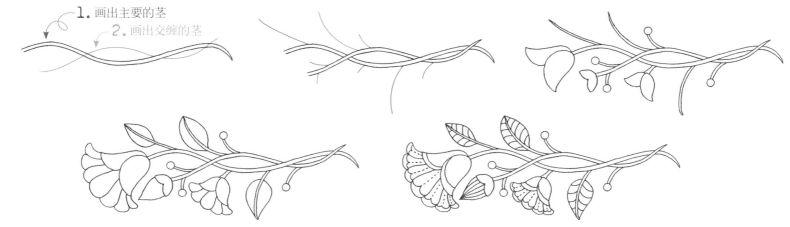

1. 画出主要的茎

2. 画出交缠的茎

1. 用铅笔画出大圆，再分成 12 等份

2. 画出 S 型的曲线

3. 以此类推，一个
   一个叠上去

4. 用细黑笔描框，
   绕出一个圈

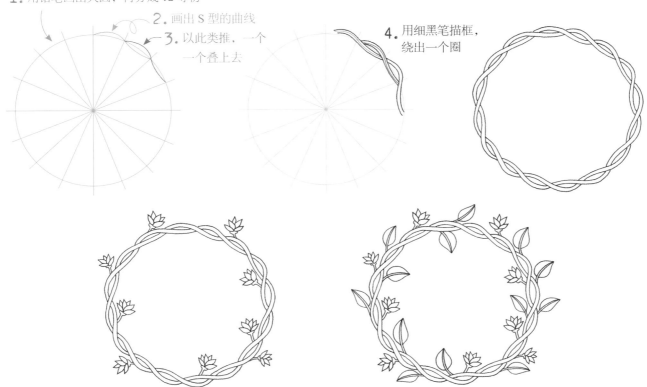

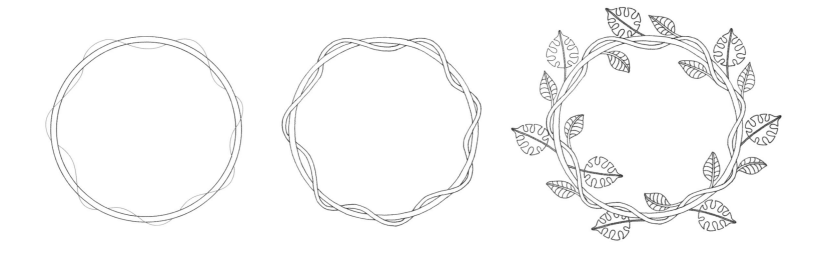

1. 将杯子画好后，用铅笔画出蛋糕顶的轮廓

2. 画一个大的曲线为基准廓

3. 顺着画出两条线条，这是奶油的轮廓

4. 画出两条较短的线即可

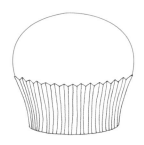
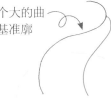
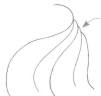
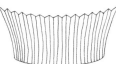
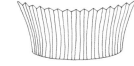
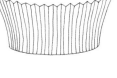
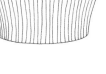
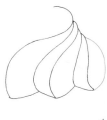
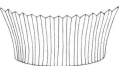
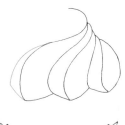
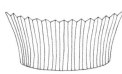
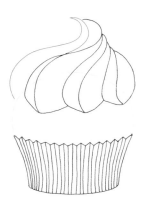
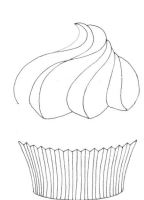
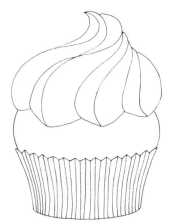

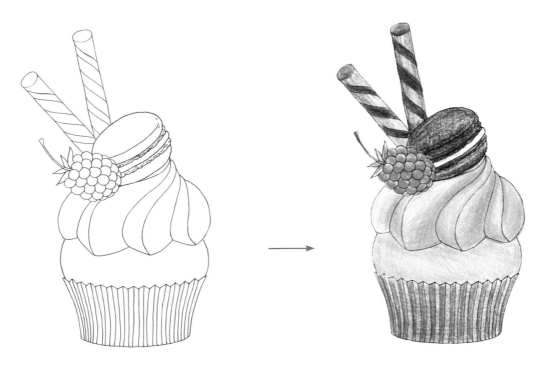

在奶油上加上任何喜欢的装饰　　　　　　　　　　涂上色彩吧！

试着画出一个最想吃的杯子蛋糕！

DRAWING
下午茶的描绘 Ⅱ

1. 将杯子画好后，用铅笔画出蛋糕顶的轮廓

2. 奶油部分先用铅笔分出三个区块

3. 最上面的区块用铅笔分出四块，切割好后，画图的位置就很好掌握了

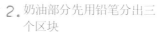

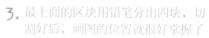

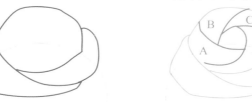

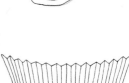

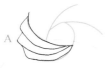

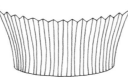

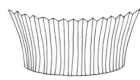

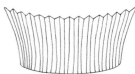

4. 画右边区块的上半部

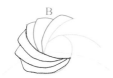

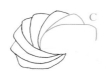

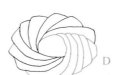

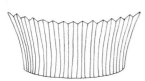

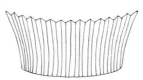

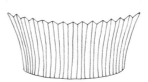

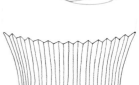

5. 画右边区块的下半部

6. 画左边区块的上半部

7. 画左边区块的下半部

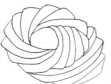

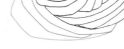

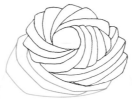

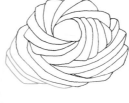

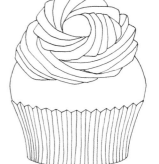

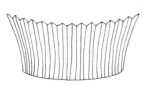

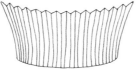

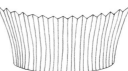

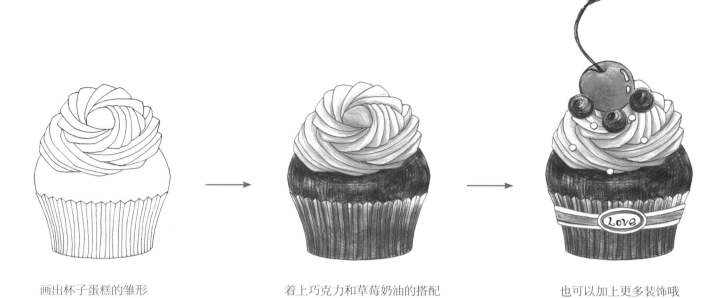

画出杯子蛋糕的雏形   着上巧克力和草莓奶油的搭配   也可以加上更多装饰哦

试着画出一个最想吃的杯子蛋糕！

DRAWING

彩色铅笔的练习

Drawing Book

用彩色铅笔画食物看起来好可口！
利用颜色的深浅，可以强调出食物的立体感。

彩色铅笔可以表现出柔柔淡淡的感觉，
色调清新舒服，需要大块面积涂色的部
分，用彩色铅笔也很好处理哦！

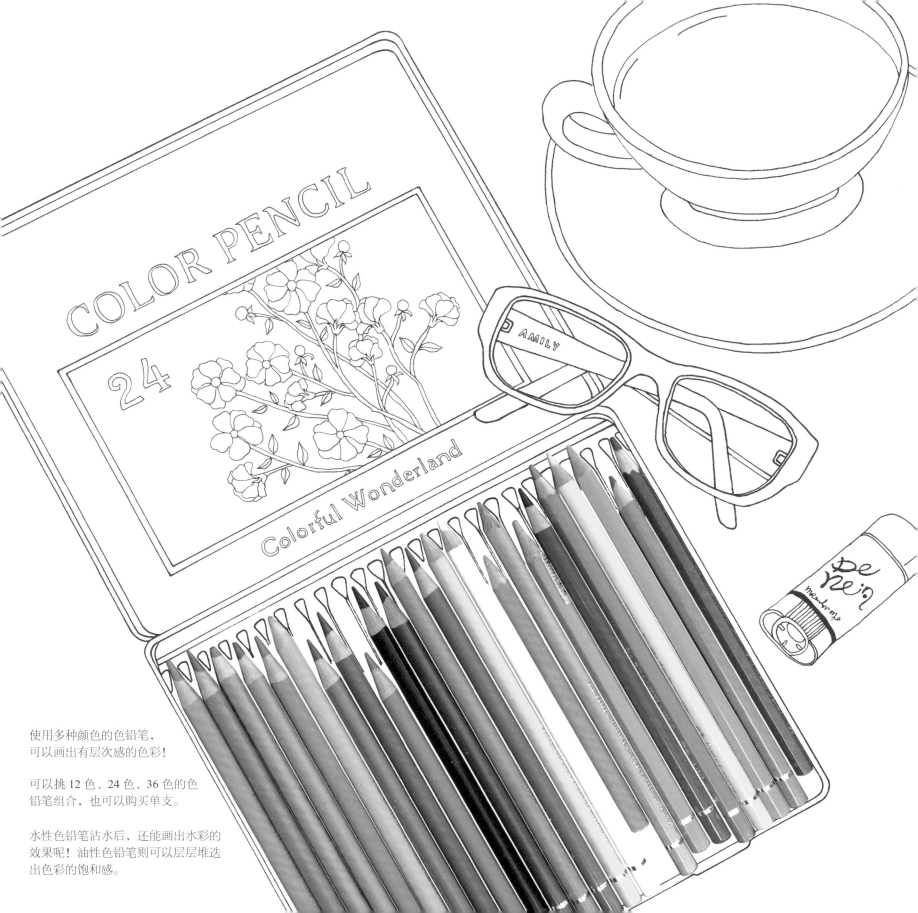

COLOR PENCIL

24

Colorful Wonderland

AMILY

De nei

使用多种颜色的色铅笔，
可以画出有层次感的色彩！

可以挑 12 色、24 色、36 色的色
铅笔组合，也可以购买单支。

水性色铅笔沾水后，还能画出水彩的
效果呢！油性色铅笔则可以层层堆迭
出色彩的饱和感。

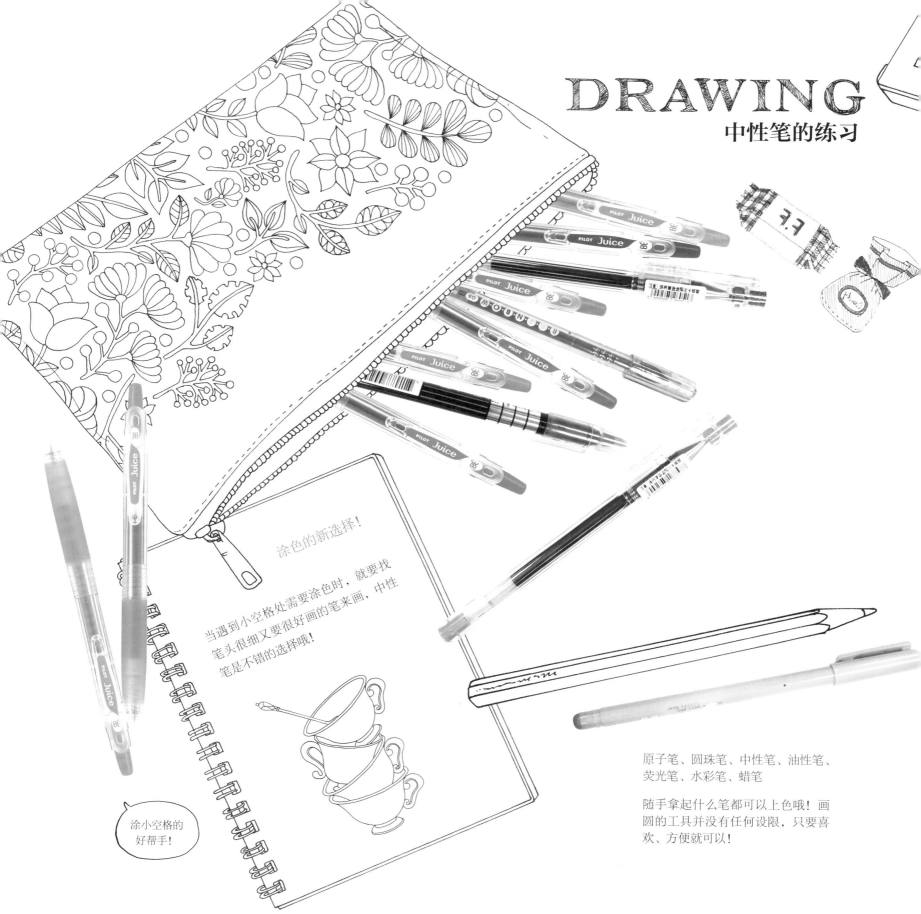

DRAWING

中性笔的练习

涂色的新选择！

当遇到小空格处需要涂色时，就要找笔头很细又要很好画的笔来画，中性笔是不错的选择哦！

涂小空格的好帮手！

原子笔、圆珠笔、中性笔、油性笔、荧光笔、水彩笔、蜡笔

随手拿起什么笔都可以上色哦！画圆的工具并没有任何设限，只要喜欢、方便就可以！

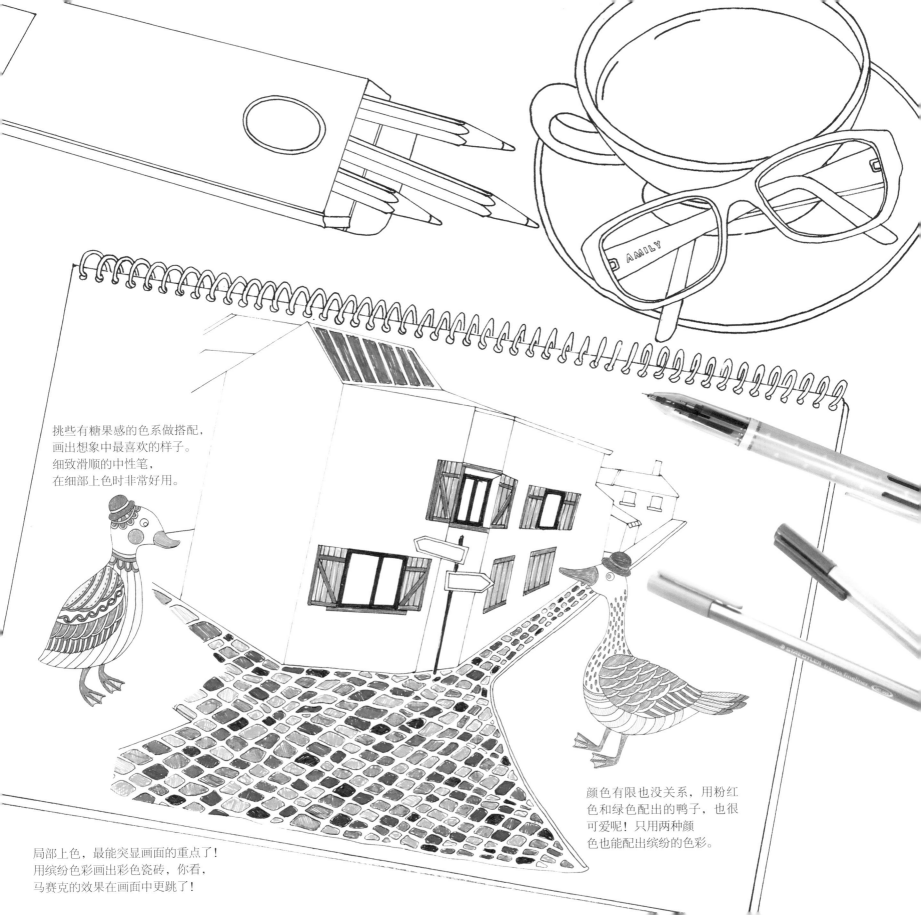

挑些有糖果感的色系做搭配，
画出想象中最喜欢的样子。
细致滑顺的中性笔，
在细部上色时非常好用。

颜色有限也没关系，用粉红
色和绿色配出的鸭子，也很
可爱呢！只用两种颜
色也能配出缤纷的色彩。

局部上色，最能突显画面的重点了！
用缤纷色彩画出彩色瓷砖，你看，
马赛克的效果在画面中更跳了！

解答篇

解答 A：

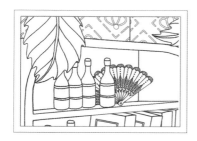 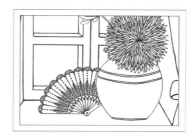 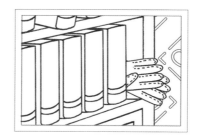

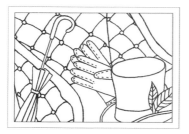 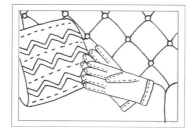 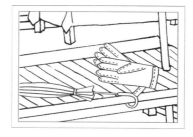

解答 B：

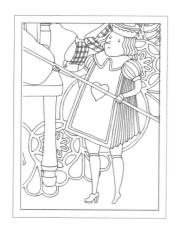 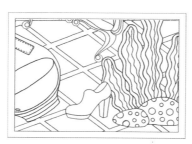

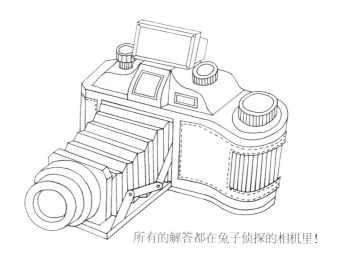

所有的解答都在兔子侦探的相机里！

解答 C：

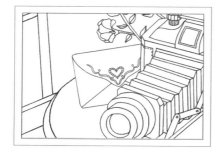 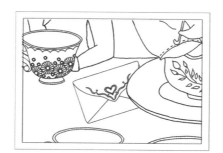 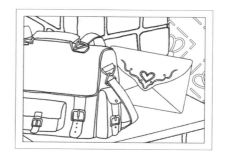

解答 D：

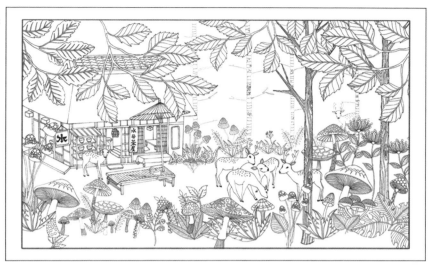

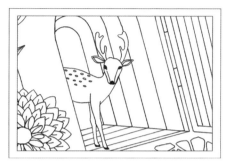

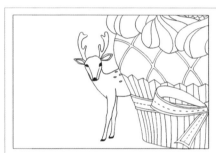

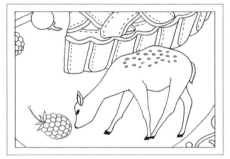

解答 E：

穿着星星衣服的人

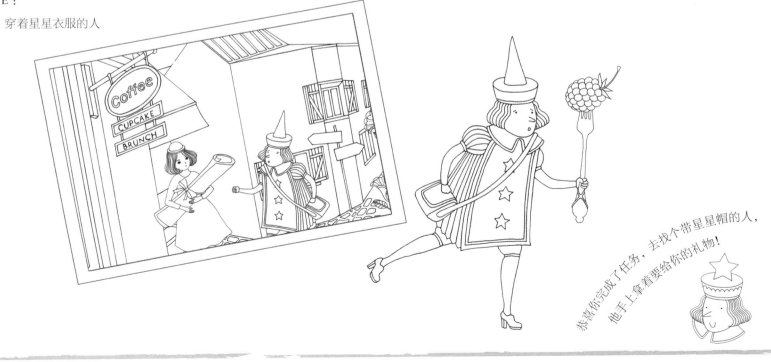

恭喜你完成了任务，去找个带星星帽的人，他手上拿着要给你的礼物！

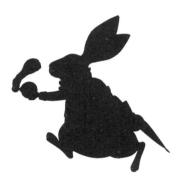